砂糖の代わりに糀《こうじ》甘酒を使うという提案

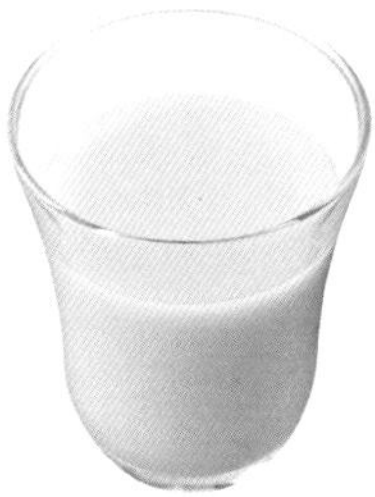

東京農業大学教授
前橋健二

料理研究家
あまこようこ

アスコム

いま、あなたの目の前に
大さじ一杯の砂糖があります。
この糖質ほぼ１００％の甘味料を
糀甘酒に代えたら。
どんなことがあなたの身に起きるか、
想像できますか？

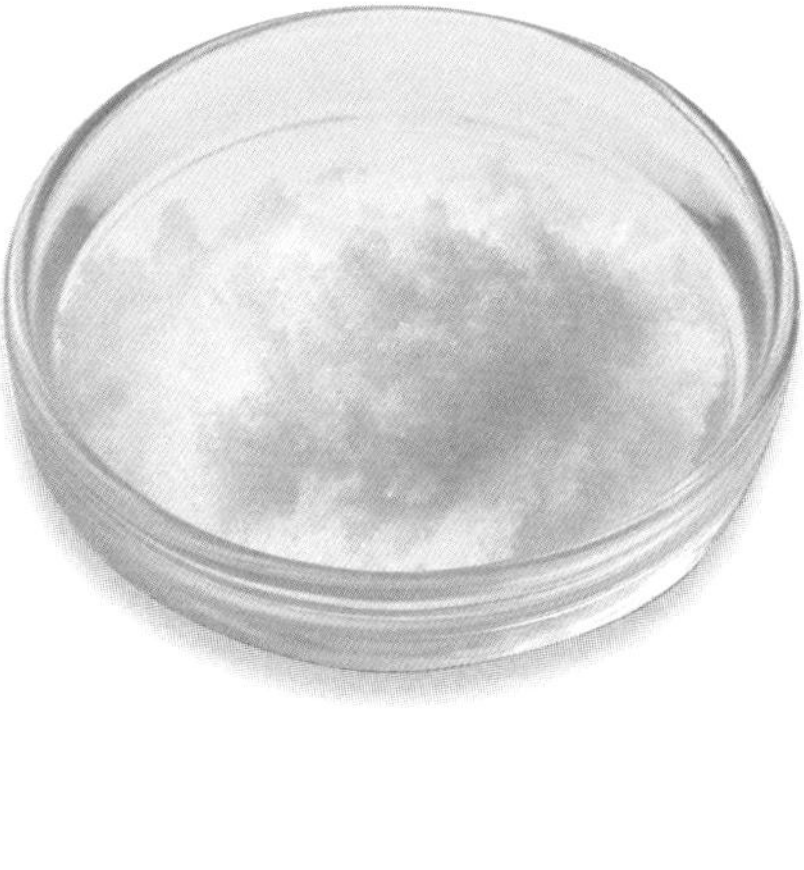

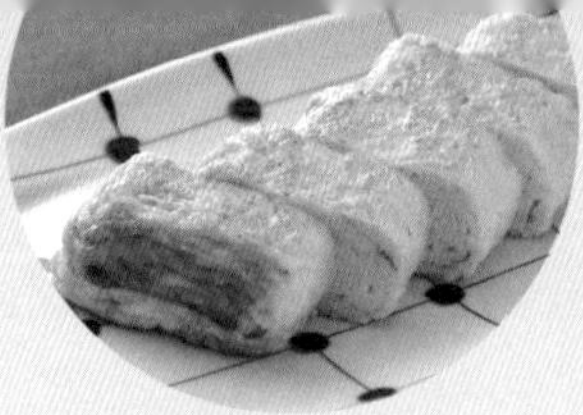

ただ砂糖から置き換えるだけで、

糖質、なんと約80パーセントダウン！

優しい自然の甘みで、罪悪感なし！

大量のブドウ糖が疲労回復を強力にサポート！

オリゴ糖と食物繊維が腸粘膜にバリアを張り、悪玉菌の増殖を防ぐ！

複数の酵素の力で、消化吸収がスムーズに！

レジスタントプロテインが、悪玉コレステロールを撃退！

アミノ酸の力で、持久力や筋力が高まる！

きわめて高い栄養価が熱中症を予防！

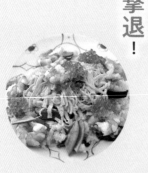

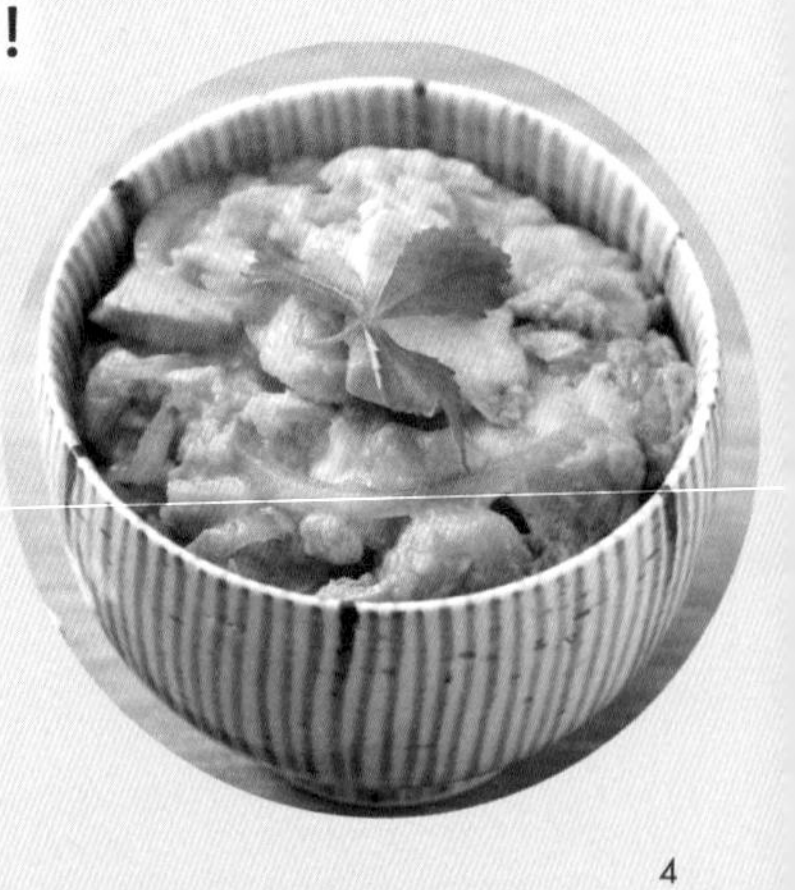

アルコール0パーセント。胎児の先天異常リスクも予防！

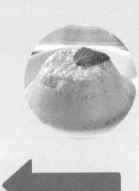

こうじに含まれる成分が中性脂肪を燃焼させる！

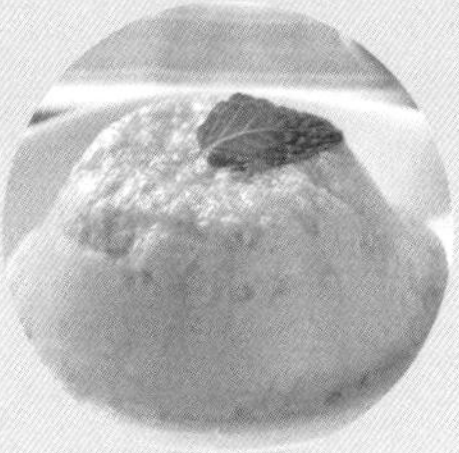

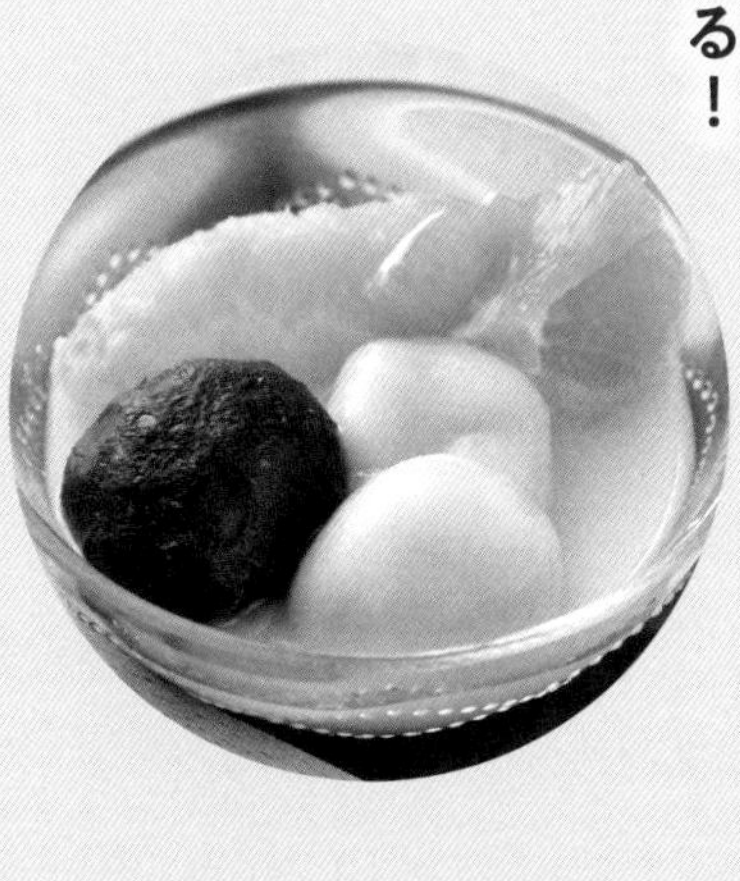

すなわち……

全身の免疫力が
グンとアップします！

まずは、砂糖を「糀甘酒」に置き換えることからはじめてみましょう。

「糀甘酒」生活は、

今、一番手っ取り早くはじめられるおすすめの免疫力アップ法です。

ぜひ、健康不安をなくし、

病気を寄せつけない体を手に入れてください。

はじめに

「糀甘酒」それは無限の可能性を秘めた発酵食品希望の星

みなさんこんにちは。東京農業大学で、発酵《はっこう》食品の研究をしている前橋健二です。

高校生のときに微生物に興味を持ち、バイオテクノロジーという当時の先進技術に憧《あこが》れて、東京農業大学農学部醸造《じょうぞう》学科の門を叩《たた》いた私は、入学後しばらくして微生物がつくる食品、発酵食品に惹《ひ》かれるようになりました。

みそやしょうゆなどの発酵調味料のおいしさは、こうじによってつくり出される。

そして、みそやしょうゆを料理に使うと、別の食品がさらにおいしくなる。

その素晴らしい魅力に、すっかりとりつかれてしまったのです。

発酵食品について学ぶ以前は、こうじはお酒をつくるために欠かせない材料、という認識でした。それが、みそやしょうゆをはじめとする、あらゆる日本の発酵食品の製造過程でこうじが登場するではありませんか。

こうじってすごい！　面白い！

何よりすごいのは、こうじは食べ物をおいしくする力を持っていることです。おいしさは心を豊かにしますし、積極的な栄養摂取に欠かせません。おいしさは健康のシグナル。こうじのおいしさを生み出す力に魅力を感じ、発酵食品のおいしさを研究する道を選んだのです。

しかし酒造りでのこうじはあくまでも縁の下の力持ちであって、脚光を浴びるのはいつも酵母《こうぼ》。みそはこうじの力でおいしくなりますが、みそでは大豆の存在が大きすぎて、ひたむきに働くこうじの活躍は目立ちません。

ところが、２０１１年に状況が一変しました。

突如《とつじょ》として塩こうじブームが起こったのです。おいしくて健康にも良い発酵調味料として塩こうじが注目され、**こうじが食べ物をおいしくする力をもっている**ことが知られるようになりました。

まさに、私が専門にしてきた研究分野の世界が大きく変わった瞬間です。これを機に私は、こうじの素晴らしさをどんどんアピールしていこうと思うようになりました。

塩こうじを入口にして、みそ、しょうゆ、みりん、酢など日本古来の伝統的な発酵食品の魅力を、世に広めていくように努めたのです。

本書の主役である「糀《こうじ》甘酒」もそのうちのひとつ。「糀甘酒」は、数えきれないほどの長所にあふれています。

真っ先にお伝えしたいのは、とてもおいしいということです。原材料は、米、米こうじ、水だけなのに、発酵の過程で微生物が大活躍をして、甘さを生み出してくれます。「糀甘酒」の甘みは天然の甘みですので、くどさやしつこさはありません。余計な味付けをされておらず、素材の味がそのまま残っています。味は非常にマイルド。誰でもスッキリといただけることでしょう。

また、**名前に「酒」が入りながらもアルコールがいっさい含まれていない**点も「糀甘酒」の大きな特徴で、お酒の苦手な方やお子さんも安心して口にすることができます。

さらに、みそやしょうゆのように塩分を多く含んでいるわけではありませんので、ゴクゴク飲んでも大丈夫。このあたりが、ほかの発酵食品と比べて際立っている部分と言えるでしょう。

そして、体に良い栄養素をたくさん含んでいるという点も、「糀甘酒」がもつ大きなセールスポイントです。

詳しくは第2章で触れていきますが、必須アミノ酸、ビタミンB群、ブドウ糖、オリゴ糖、食物繊維など多岐《たき》にわたり、**全部で350種類以上**とも言われています。

得られる健康効果も幅広く、疲労回復、滋養強壮、血圧の低下、便秘の改善、美肌

（アンチエイジング）など、数え上げたらキリがありません。なかには科学的に証明されていないものもありますが、さまざまな見地から判断して「効果がある」と考えられるものばかり。そのパワーは計り知れないのです。

このように、万能の健康ドリンクという側面をもつことから、付けられた**別名が「飲む点滴」**。実際に点滴と似た成分を含み、点滴に匹敵する効能をもつことも、そう呼ばれる要因になっています。

すべてをまとめてひと言で表現するならば、「糀甘酒」を飲むと元気な体を保つことができる。これに尽きるでしょう。

「糀甘酒」に含まれる発酵成分が、腸内環境を整える役割を果たし、**免疫細胞の働きを整えます**。

免疫力がアップすると、病気になりにくい、健康的な体がつくられます。

甘くて、おいしくて、飲みやすくて、健康に良い。しかも、調味料としても使える。ここまで優れた特徴をもつ飲み物は、ほかにないのではないでしょうか。本書を参考に、ぜひ、日々の食生活に「糀甘酒」をとり入れるようにしてみてください。

前橋健二

砂糖の代わりに
糀甘酒を使うという提案

もくじ

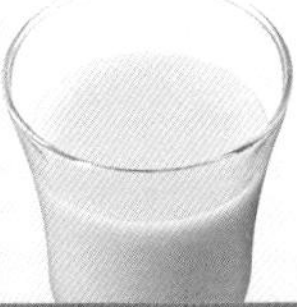

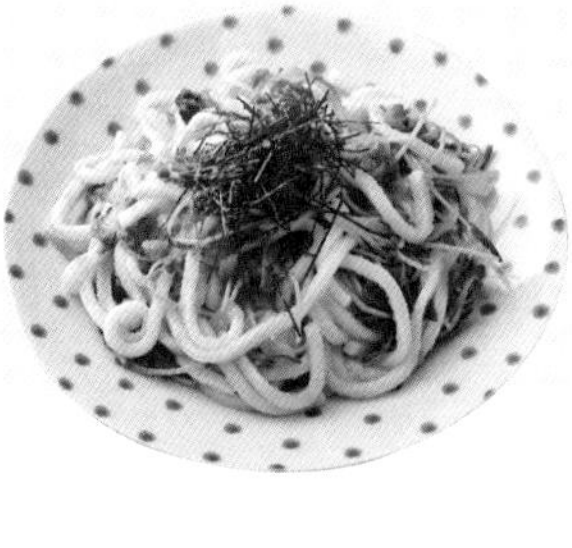

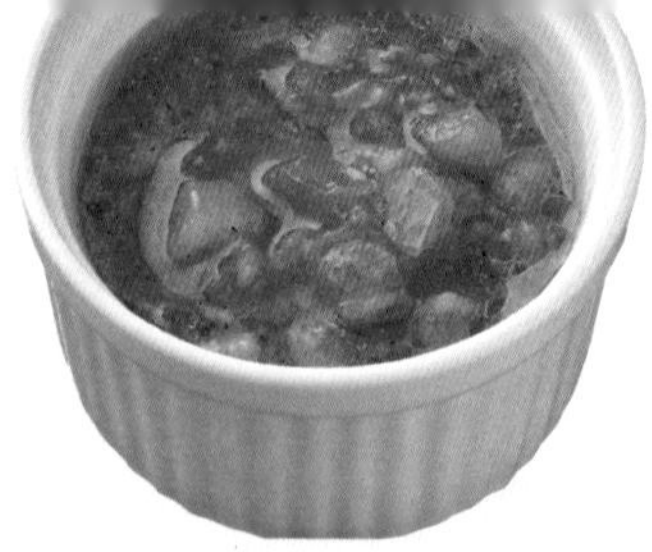

第3章

おいしさも健康効果もアップする！

「糀甘酒」を使ったレシピ

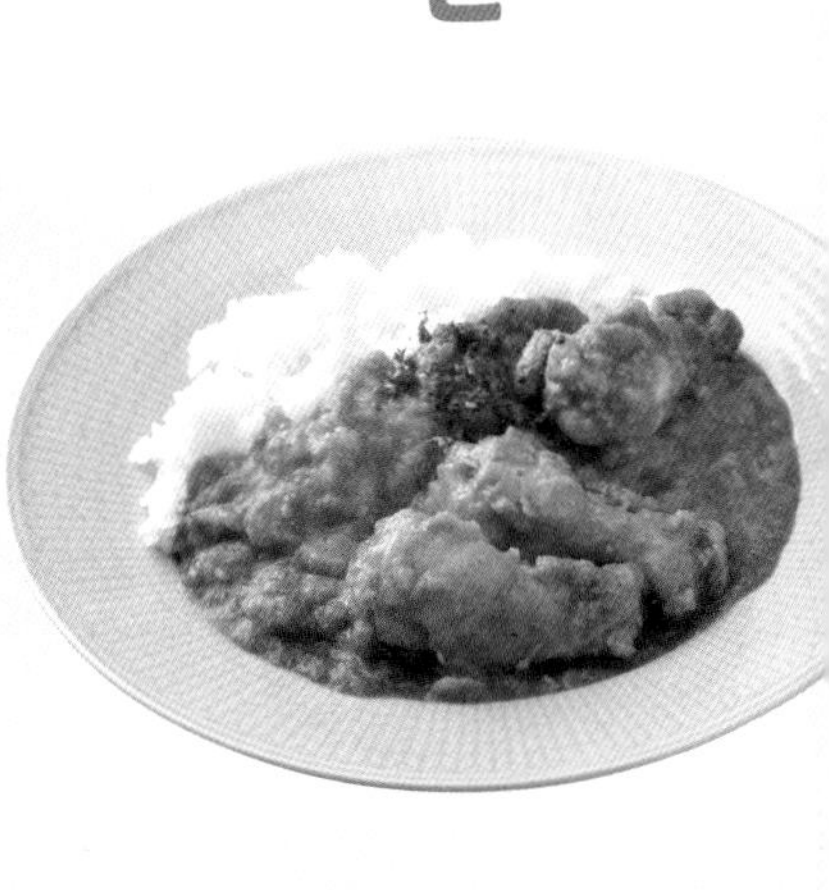

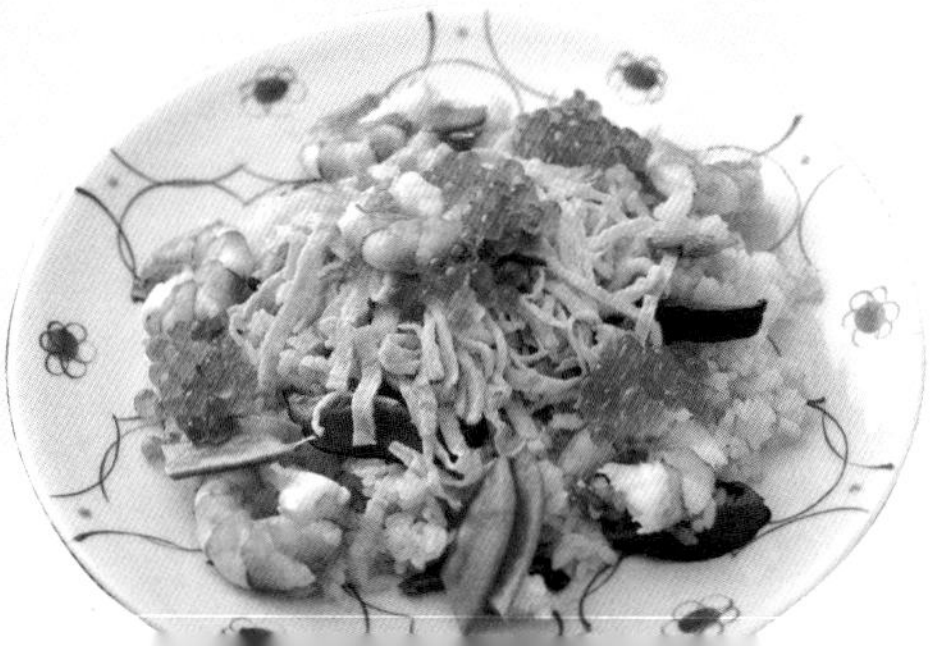

副菜

汁物

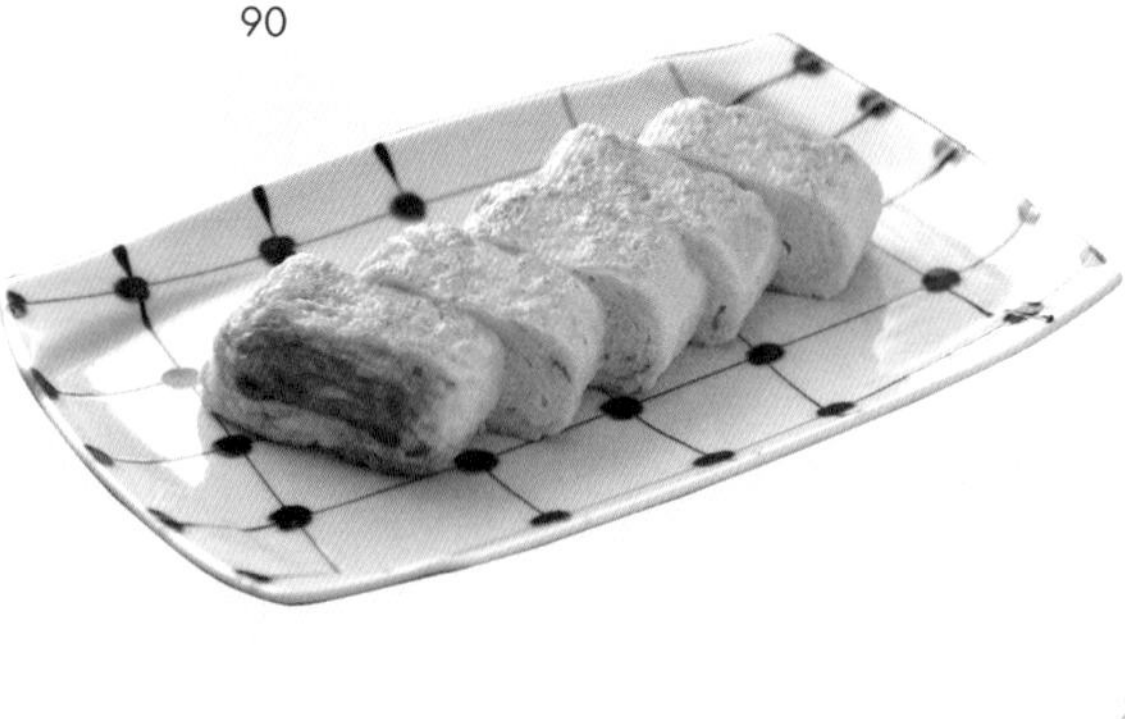

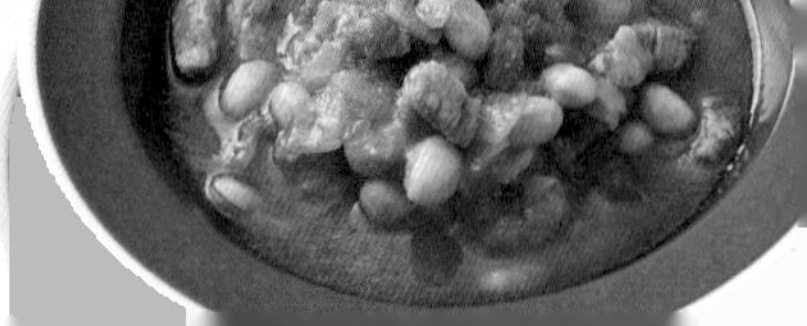

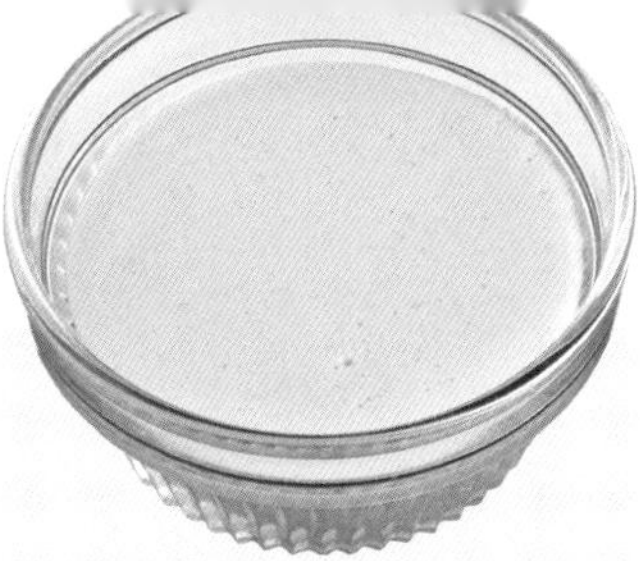

ドレッシング・タレ

作り置き下味冷凍レシピ

スイーツ

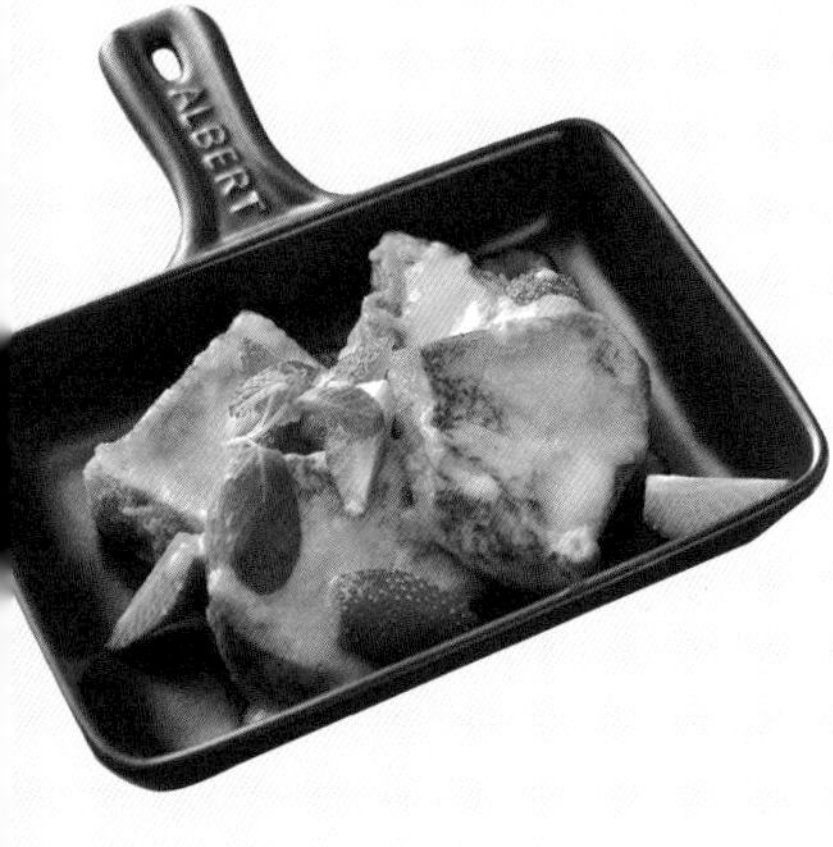

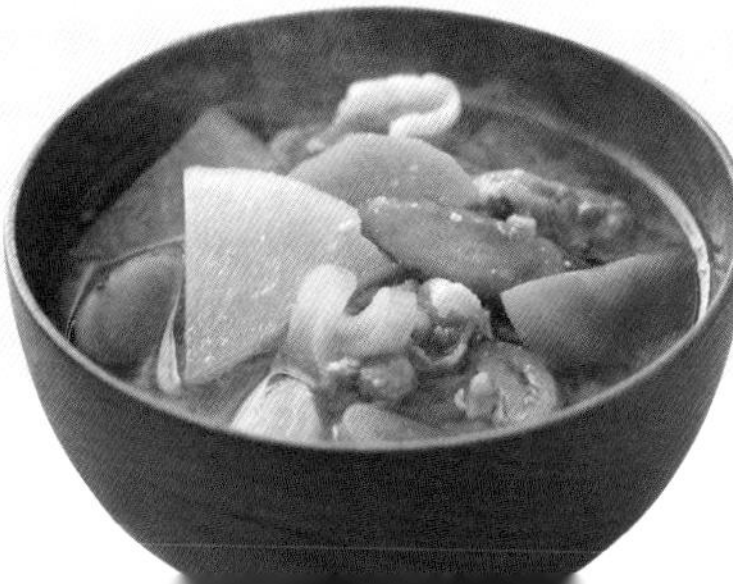

第4章 「糀甘酒」Q&A

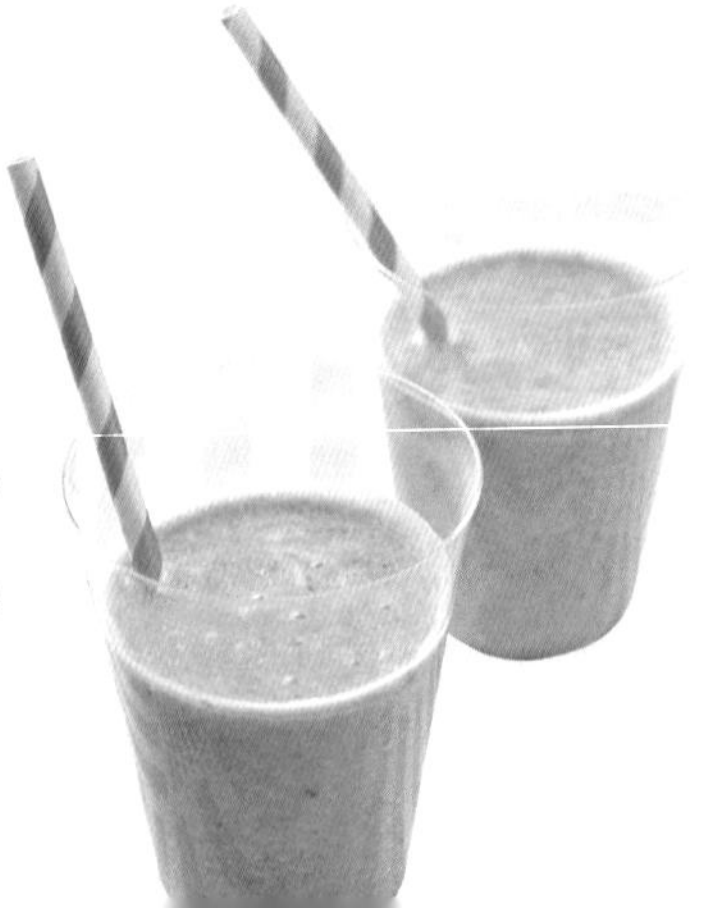

●本書籍の情報は2020年6月26日時点の情報です。
●本書に掲載されている数値やデータは、2020年6月26日現在の日本の法律、または研究をもとに計算、掲載されたものです。
●本書の糀甘酒は、その効果に個人差があります。また、身体に何か異常を感じた時は、医師に相談をしてください。

第 1 章

飲んでよし!
調味料にしてもよし!
「糀甘酒」の使い方

そのまま飲んでも、
調味料として砂糖代わりに使ってもOK!
今日から始められる「糀甘酒」生活をご紹介します。

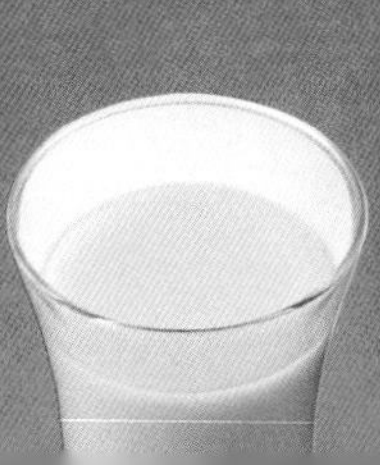

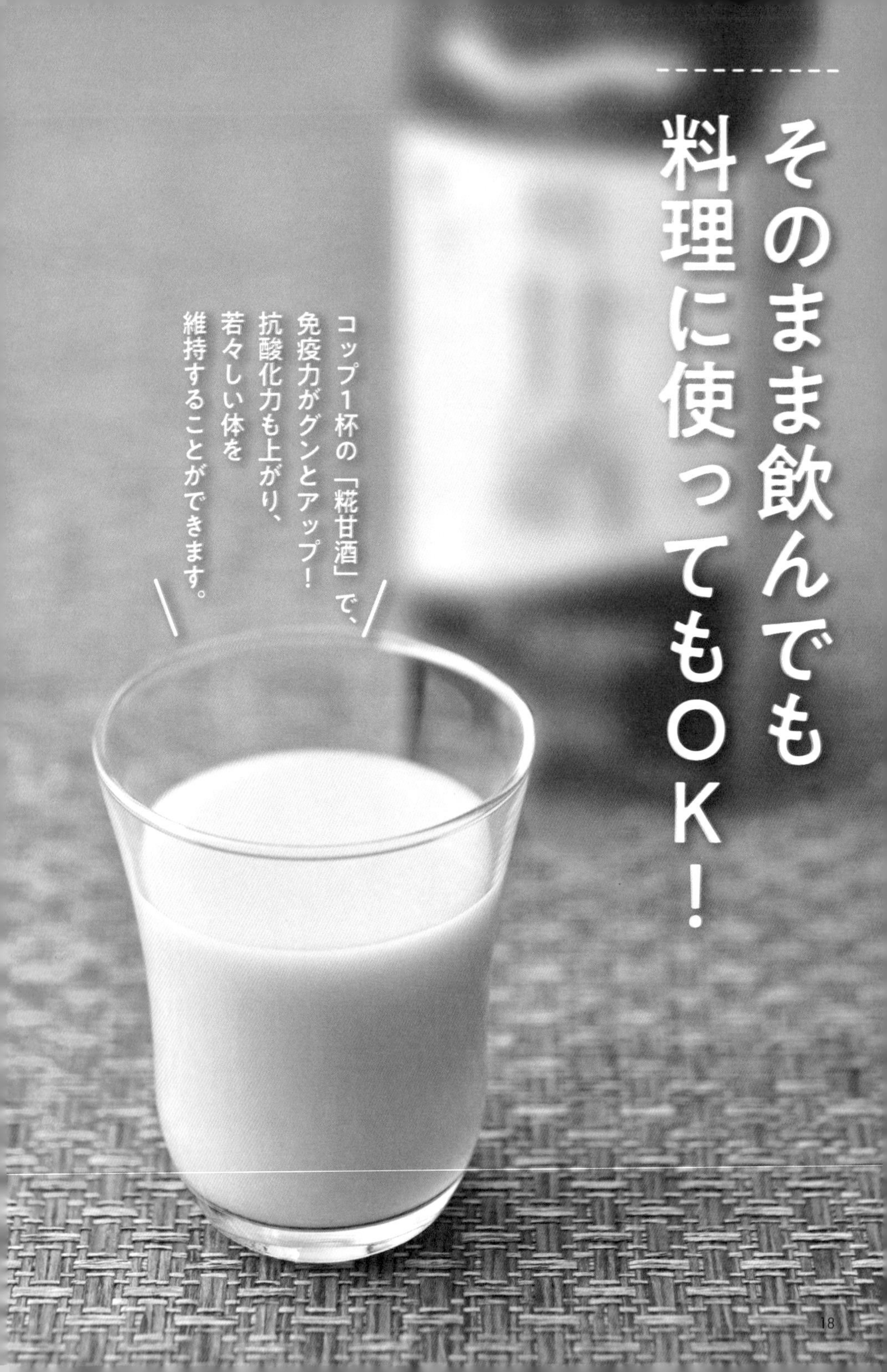

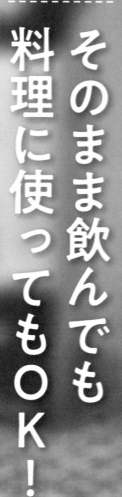

そのまま飲んでも料理に使ってもOK！

コップ1杯の「糀甘酒」で、
免疫力がグンとアップ！
抗酸化力も上がり、
若々しい体を
維持することができます。

置き換えて健康に！

大さじ１杯の**糀甘酒**　　　大さじ１杯の**砂糖**

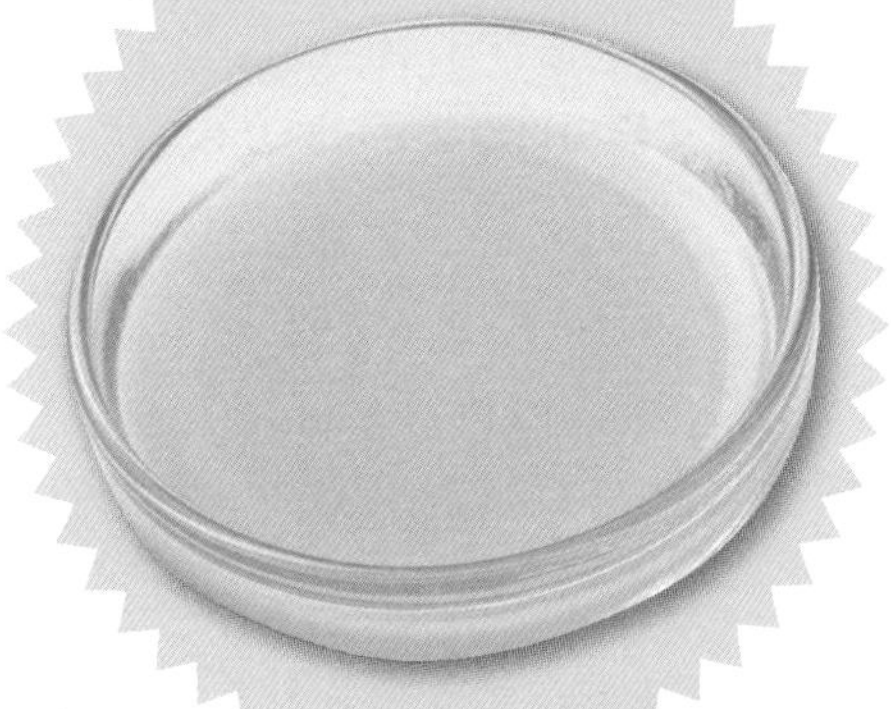

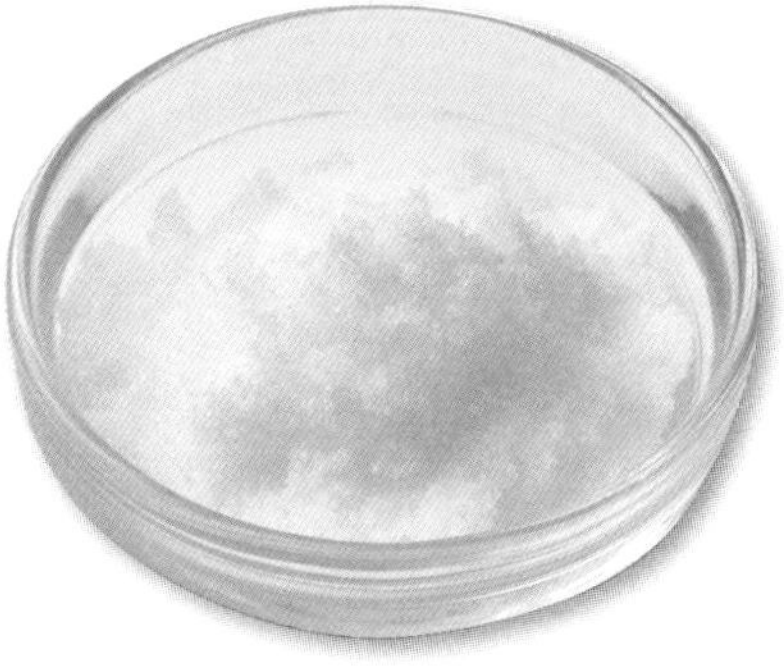

砂糖を「糀甘酒」に置き換えるだけで、
糖質を減らすことができ、健康効果もアップします！

「酒粕甘酒」じゃダメなの？

	製造法	特徴
糀甘酒	米こうじに炊いたご飯と水を混ぜて発酵させるだけ。発酵の過程で、うまみが増し、自然の甘みが備わる。	●優しい甘みで、砂糖不使用。 ●アルコール０％。 ●酒粕甘酒より栄養価が高い。
酒粕甘酒	日本酒を製造する過程で派生する酒粕を水で溶き、砂糖を加えて甘みをつける。	●砂糖を加えている。 ●１％未満と微量ながらアルコールを含み、香りに若干クセがある。

だから

＼「糀甘酒」がいいんです！／

こんな人にも！

- 最近、疲れがたまりやすい
- 肌荒れが気になる
- 風邪気味で体調が優れない
- ダイエットしてもなかなか体重が減らない　ほか

＼簡単なのにおいしくなる！／

「糀甘酒」レシピのヒミツ

なぜ砂糖の代わりに「糀甘酒」を使うと料理がおいしくなるのか？
その理由についてご紹介します。

1 糀甘酒２：しょうゆ１の黄金比で味が決まる！

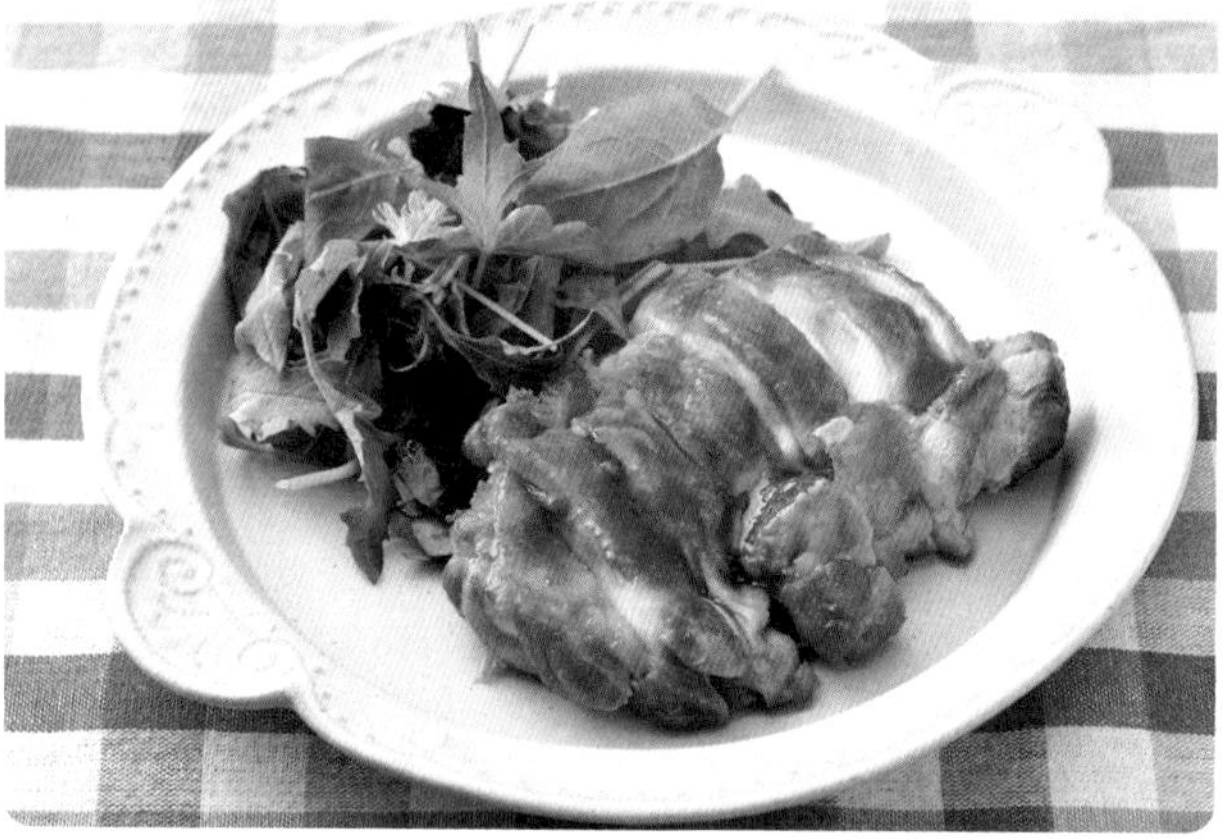

調味料は「糀甘酒」としょうゆだけ！　照り焼きチキン（72ページ）も、「糀甘酒」が「砂糖＋みりん」の役割をひとつで果たしてくれるので、簡単においしくつくれます。

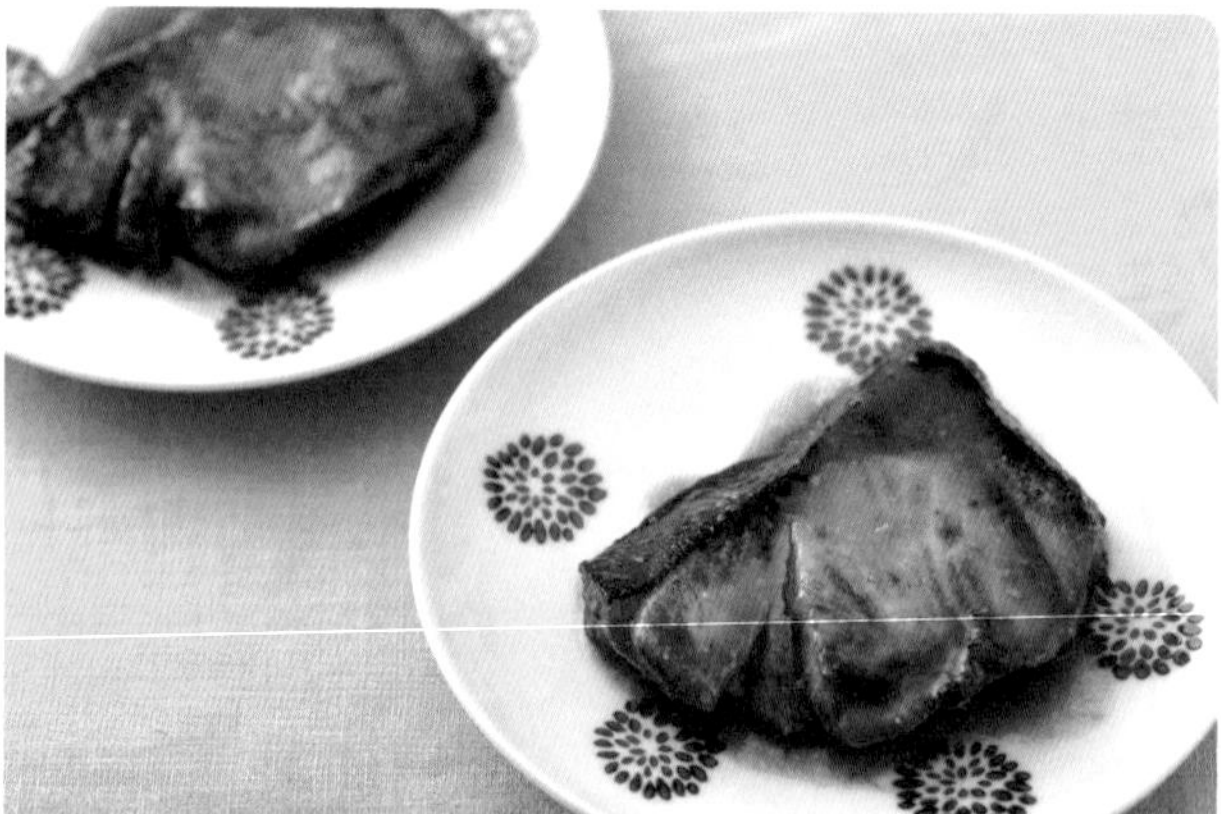

和食の定番、ぶりの照り焼き（104ページ）も、「糀甘酒」２：しょうゆ１のタレに漬けておくだけで、味の染みたしっとりおいしい照り焼きに仕上がります。

2 漬け込んでおくと**肉や魚がやわらかく**なる！

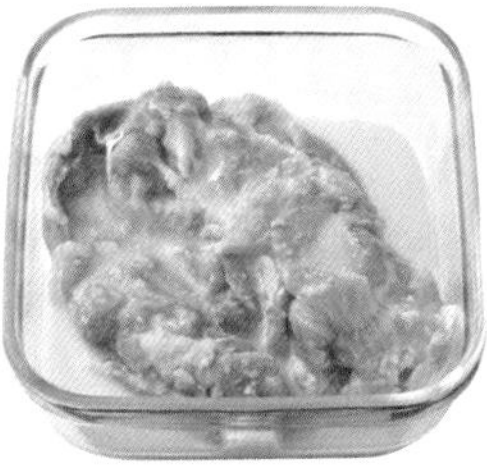

「糀甘酒」に含まれる糖には保湿効果があるので、肉や魚の水分を閉じ込め、やわらかく仕上がります。手づくりの「糀甘酒」を使用すれば、プロテアーゼの働きによりタンパク質がアミノ酸に分解され、よりやわらかくなり、うまみも増します。

3 **砂糖を使わなくても**おいしいスイーツがつくれる！

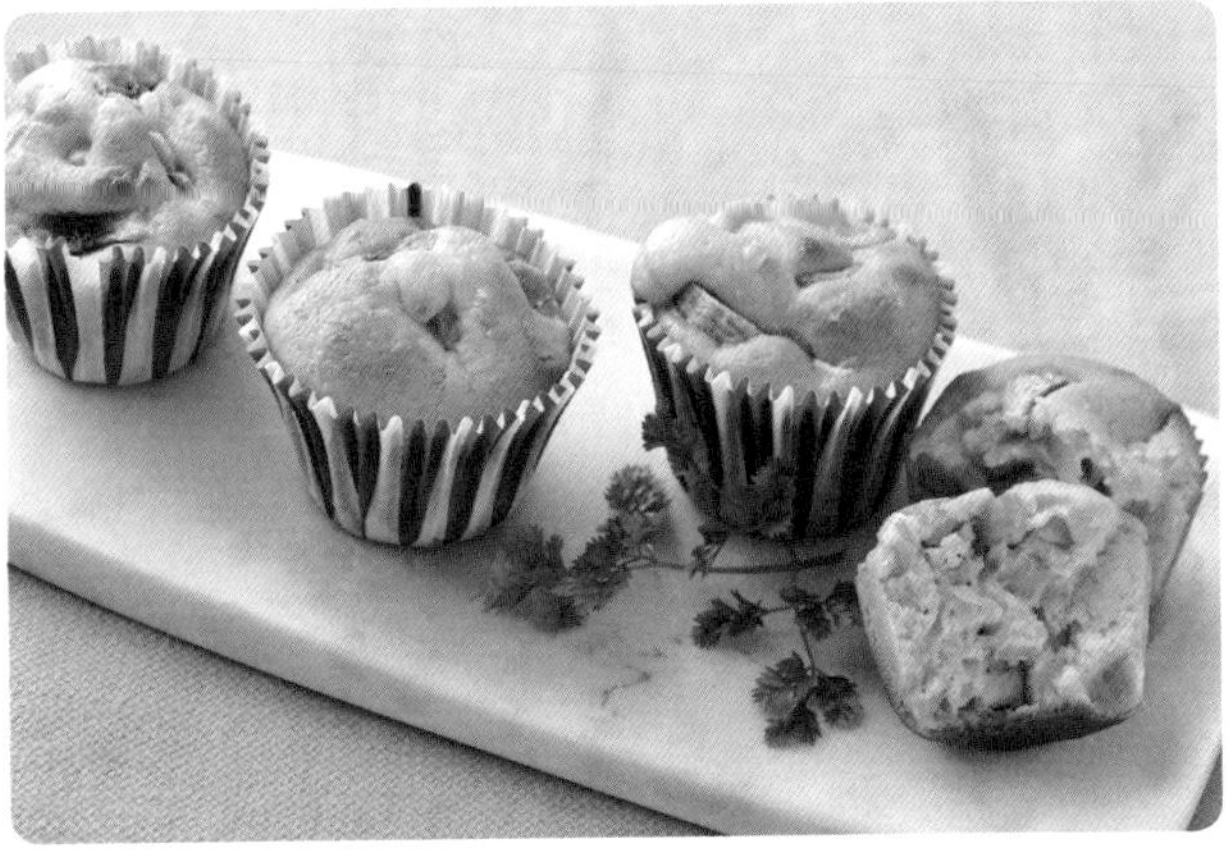

ホットケーキミックスでつくるバナナマフィン（107ページ）は、バナナと「糀甘酒」の甘みだけで、市販のお菓子に負けないおいしさに！

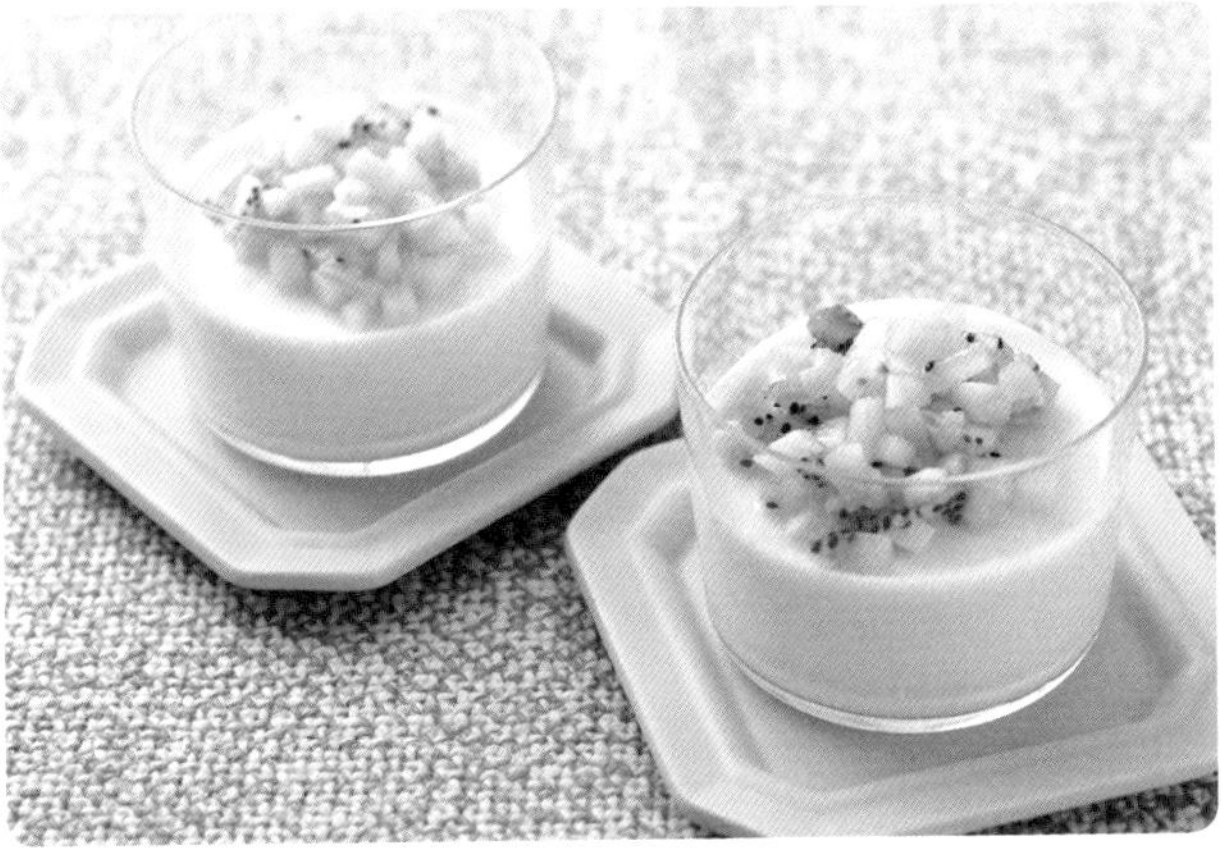

ひんやりおいしいレアチーズケーキ（108ページ）も、クリームチーズに「糀甘酒」を混ぜ合わせることでチーズのコクが増し、さらにおいしくなります。

砂糖を「糀甘酒」に代えるだけで、いつもの料理もさらにおいしくなります！

「糀甘酒」は、実は万能調味料！
「糀甘酒」レシピで、健康的で充実した食生活を始めましょう。

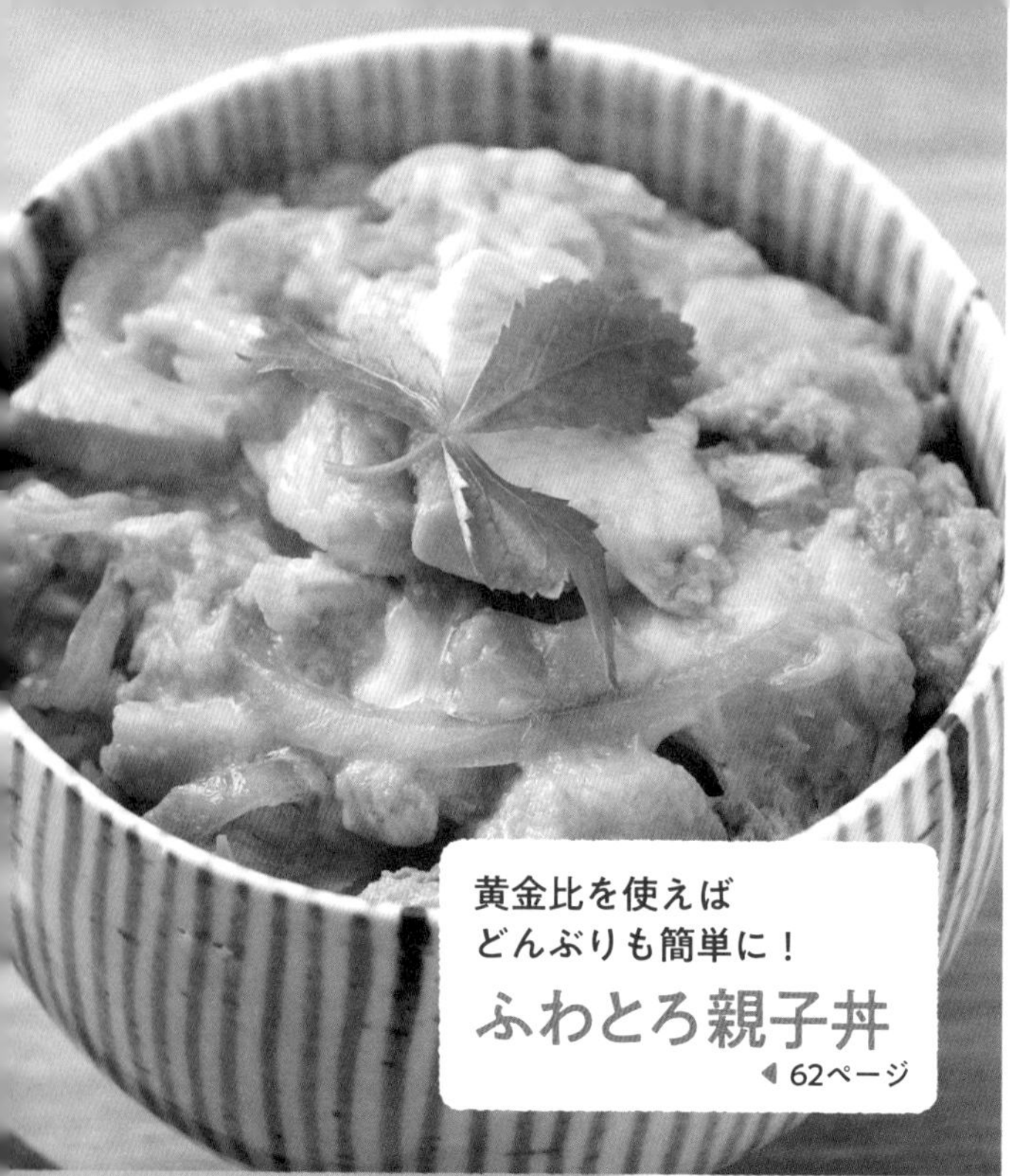

黄金比を使えば
どんぶりも簡単に！
ふわとろ親子丼
◀62ページ

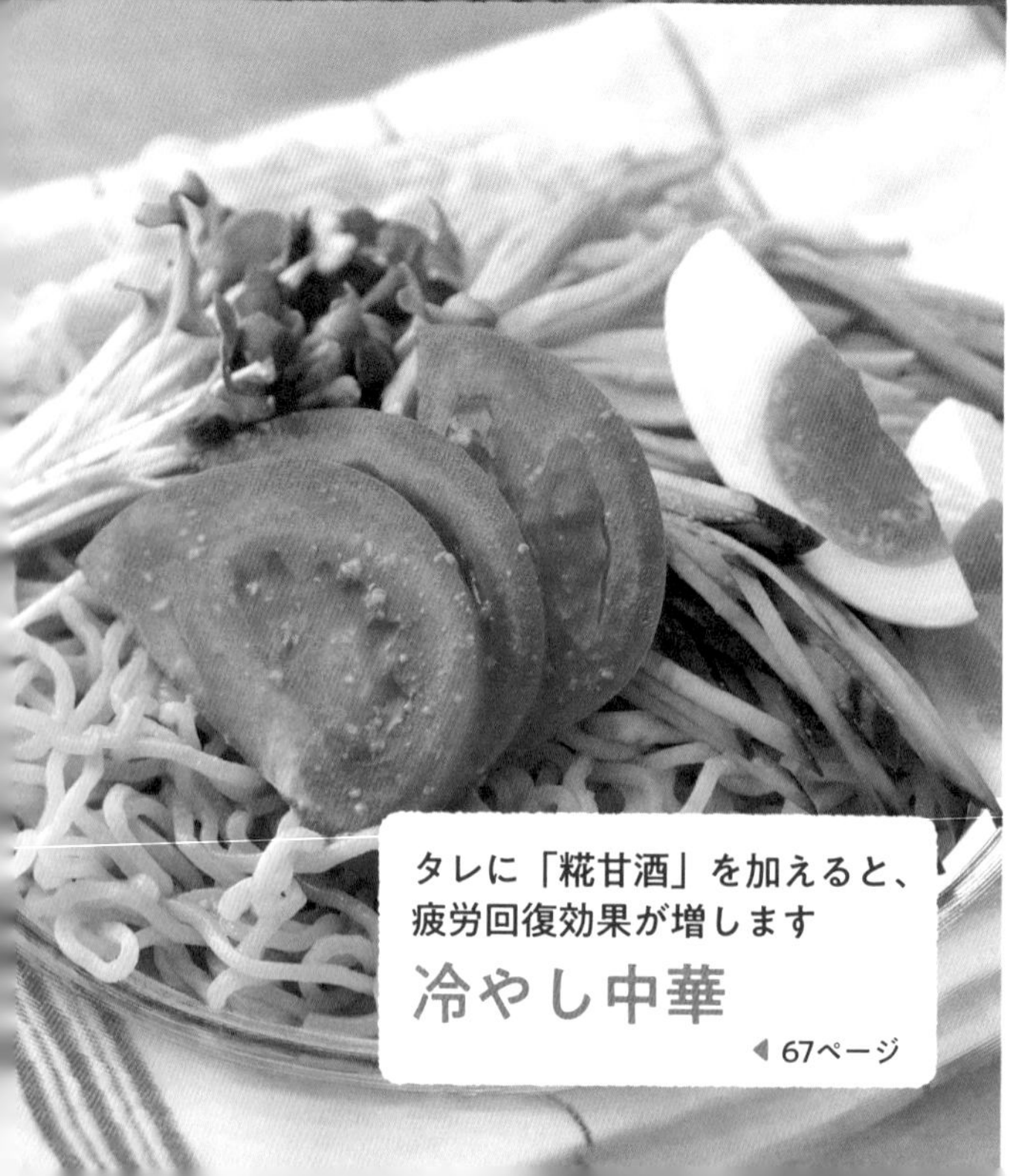

タレに「糀甘酒」を加えると、
疲労回復効果が増します
冷やし中華
◀67ページ

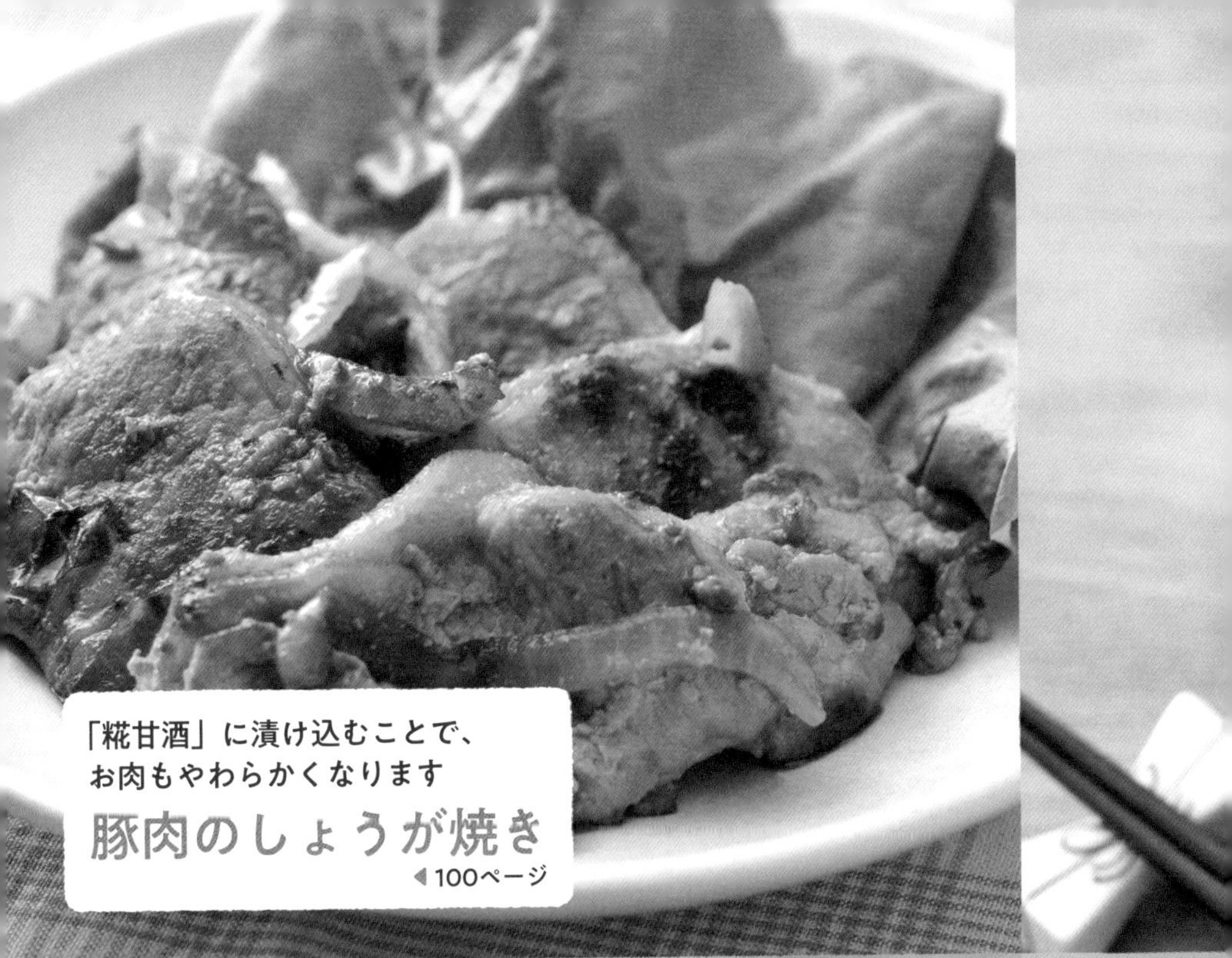

「糀甘酒」に漬け込むことで、
お肉もやわらかくなります

豚肉のしょうが焼き

◀100ページ

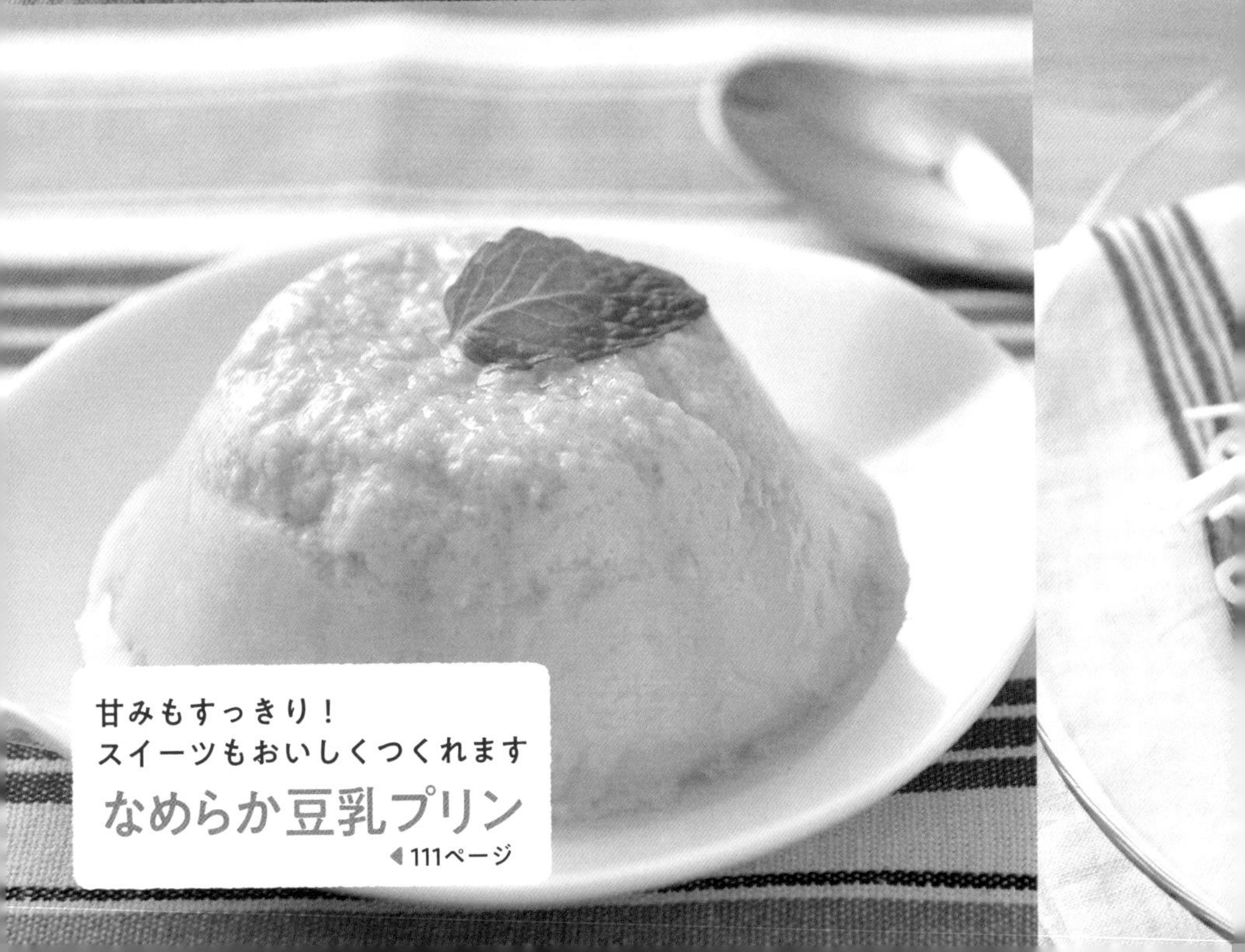

甘みもすっきり！
スイーツもおいしくつくれます

なめらか豆乳プリン

◀111ページ

まずは大さじ1杯から！
簡単「糀甘酒」生活を始めてみましょう

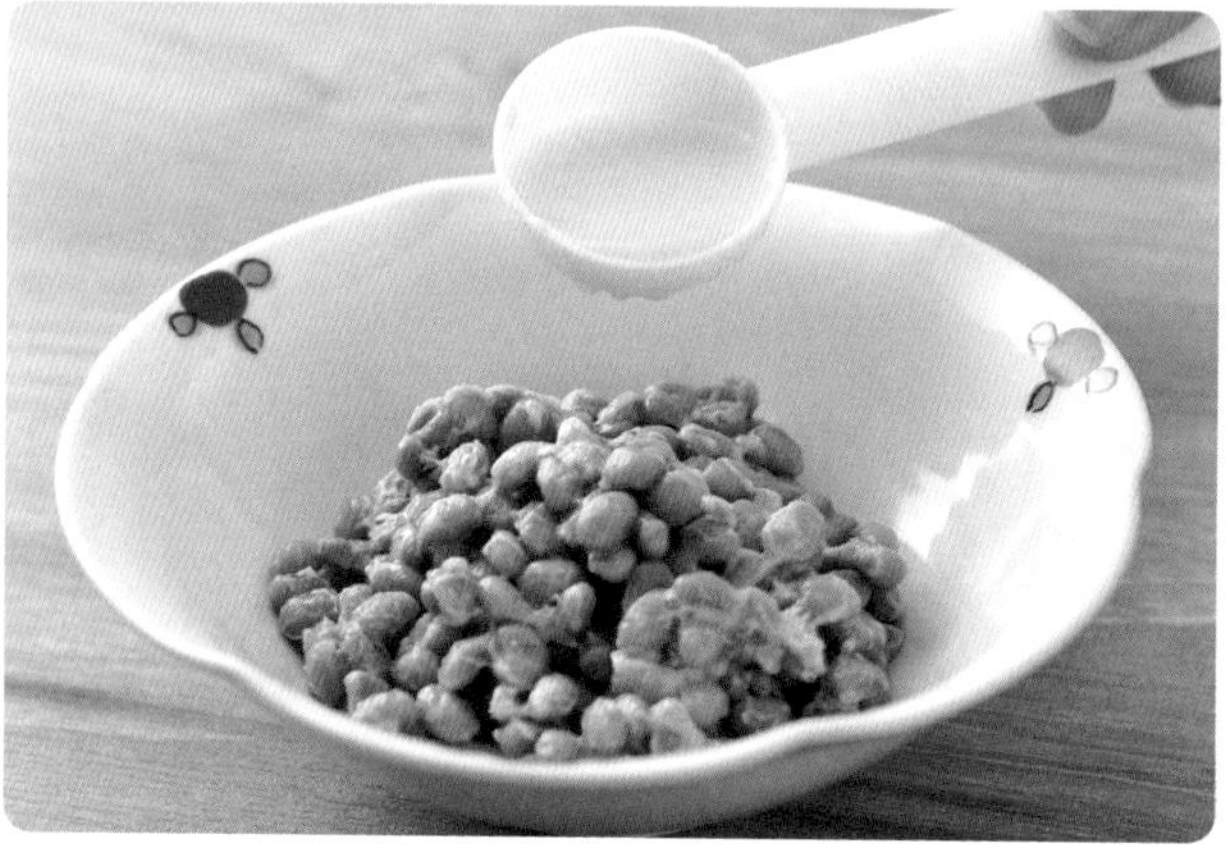

納豆に加えて
発酵効果を
倍に！

目安の分量

納豆1パックに対し、「糀甘酒」大さじ1程度。

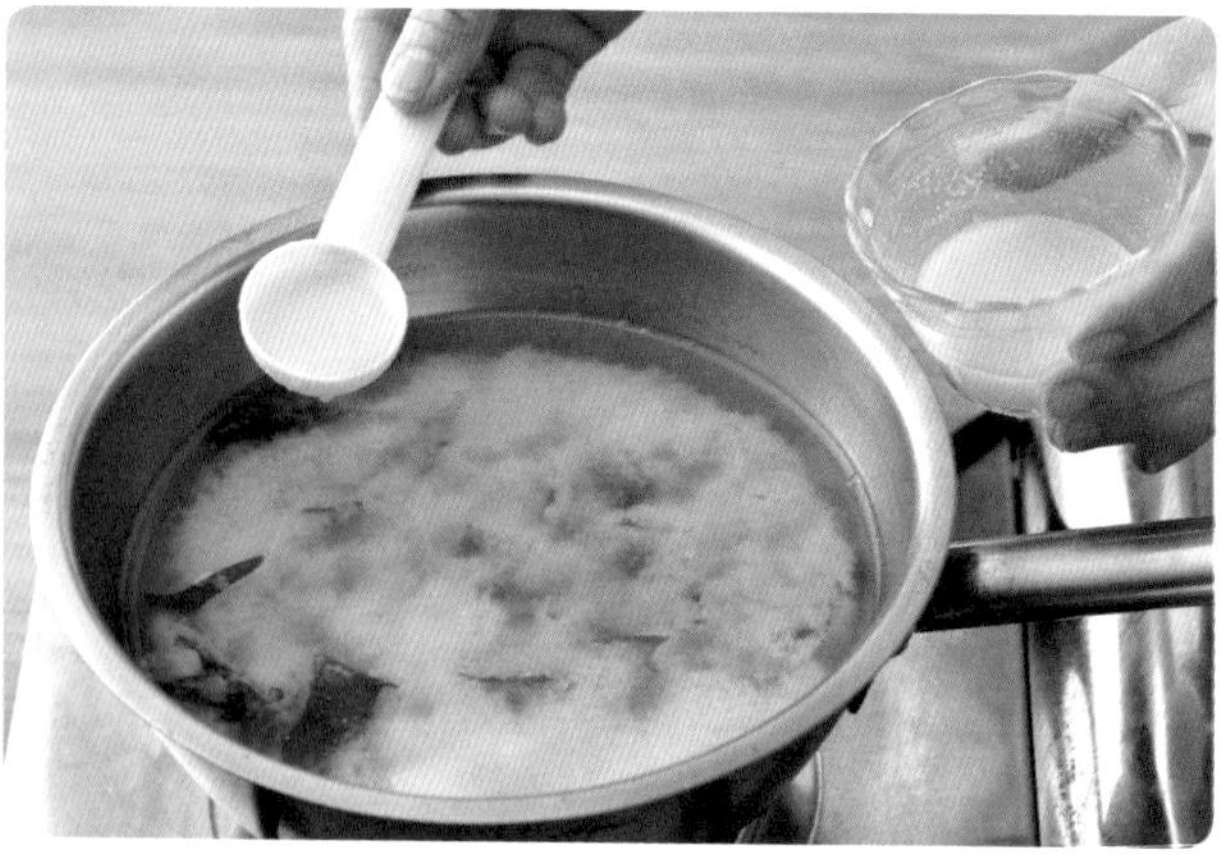

みそ汁に
加えて
減塩対策！

目安の分量

みそ汁200ml に対し、「糀甘酒」大さじ1程度。

いつもの朝食に、大さじ１～２杯の「糀甘酒」を足すだけで、簡単に「糀甘酒」生活を始めることができます。

コーヒーに
加えて
糖質オフ！

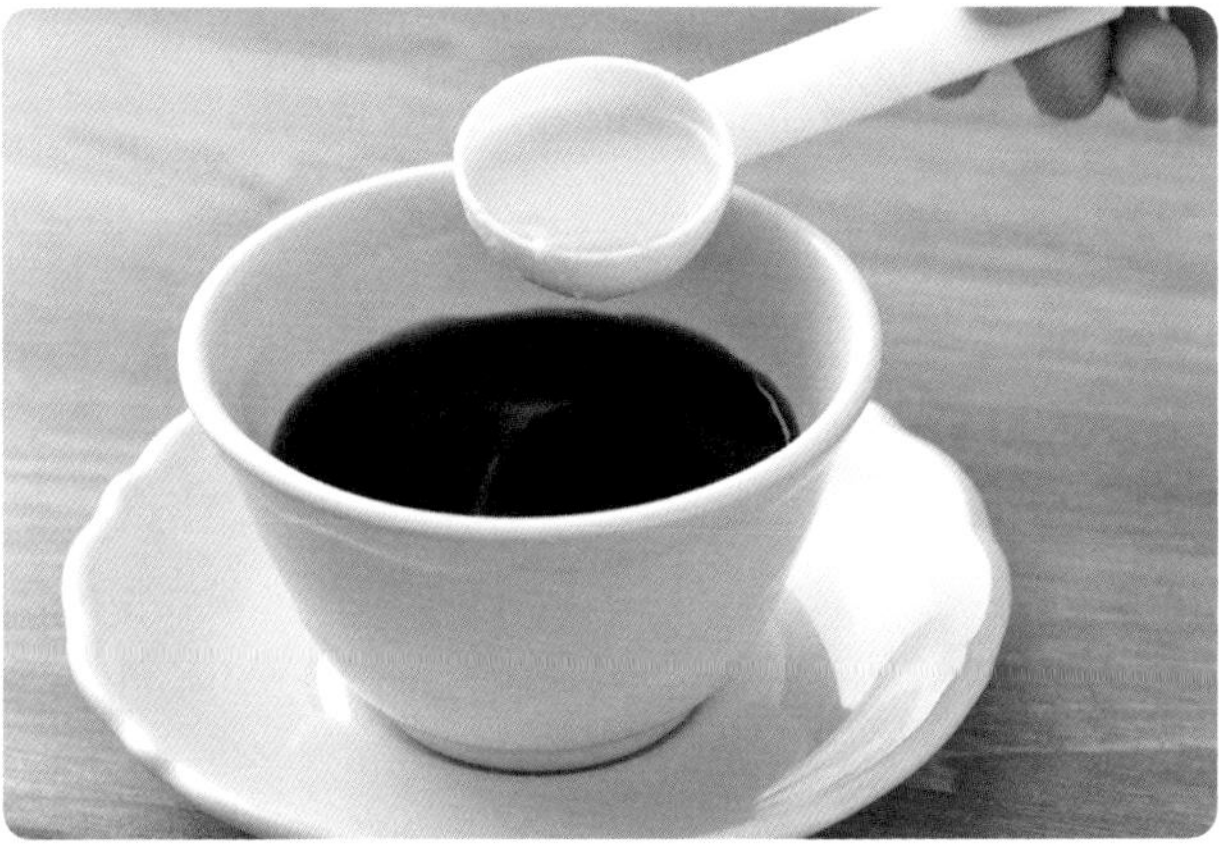

目安の分量

コーヒー 180ml に対し、「糀甘酒」大さじ２程度。

ヨーグルトに
加えて酸味を
マイルドに！

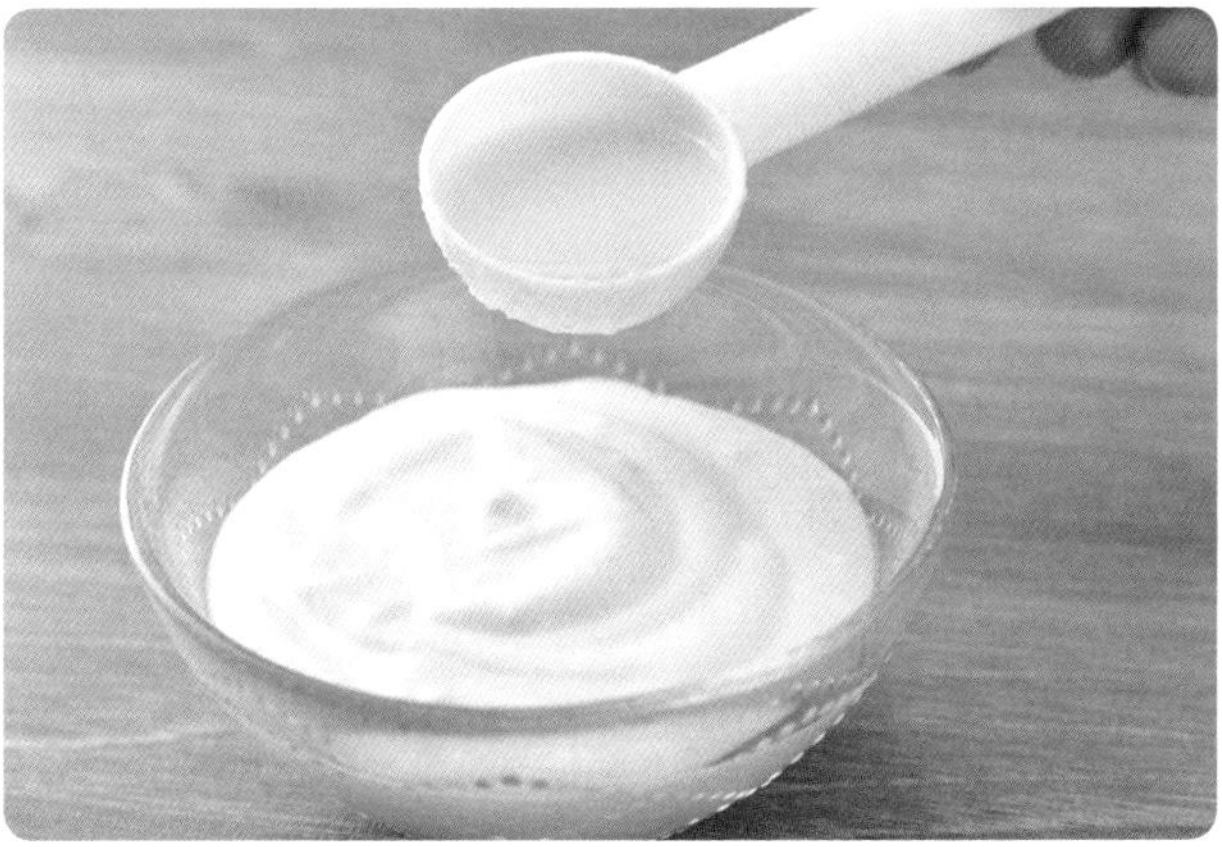

目安の分量

ヨーグルト100g に対し、「糀甘酒」大さじ１程度。

Column

なぜ、私は「糀甘酒」に魅了されたのか ❶

「糀甘酒」を生活にとり入れ、愛飲している方たちが語る、「糀甘酒」の魅力と、実感された効果を紹介します！

シミが改善するとは！

年齢とともにシミが目立ちはじめたので、何とかしたい思いで色々と試したのですが薄くならず、もうあきらめていました。それが「糀甘酒」生活をはじめて1カ月。薄くなってきた気がします！（60歳 女性）

災害時にも使える！

東日本大震災の際、4年間ボランティアで東北に通っていました。毎日小さなおにぎり2個じゃ元気になれませんが、いざとなれば常温で長く持つ「糀甘酒」は、災害時にも有効だと思います。（70歳 女性）

優しい甘さのとりこに！

昔、祖母が米こうじで、甘酒を作ってくれました。その味が懐かしくなって、またはじめました。私のような歳には、この優しい甘さがちょうどいい。いつも行く接骨院の先生からも勧められます。（92歳 女性）

第 2 章

免疫力アップ、
疲労回復、脂肪燃焼

「糀甘酒」がもつ
驚きの
健康パワー

なぜ「糀甘酒」は体にいいのか？
「飲む点滴」と言われるほどの
豊富な栄養素とその効果をご説明します。

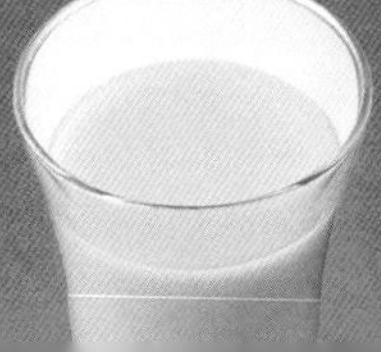

自然の恵みと発酵の力が融合
それが「糀甘酒」

「糀《こうじ》甘酒」のつくり方は非常にシンプルで、米こうじに炊いたご飯と水を混ぜて発酵《はっこう》させるだけです。もちろん、発酵を促《うなが》すために温度には気を配らなければなりませんが、たくさんの材料を用意したり、複雑な作業工程を経たりする必要はありません。

ご家庭にある炊飯器を活用すれば、誰でもつくることが可能です。市販されている「糀甘酒」を使えば、もっともっと手軽に生活にとり入れられます。

材料となるお米も米こうじも、それ自体は甘いものではありません。しかし、時間が経過して「糀甘酒」にその姿を変えると、不思議なことにうまみが増し、さらには甘みが備わります。これが、発酵のもつ力です。

こうじ菌に含まれるプロテアーゼという消化酵素が、お米のタンパク質をアミノ酸やペプチドに変換して、うまみを引き立てます。

同様にアミラーゼという消化酵素が、お米のでんぷんをブドウ糖やオリゴ糖に分解して、甘みを生み出します。「糀甘酒」のうまみと甘みは、人工的につくられたものではありません。**発酵という自然の力がもたらした、100%天然モノ**なのです。

「糀甘酒」の起源については諸説あり、明確にはわかっていませんが、庶民《しょみん》の飲みものとして一般に定着したのは、江戸時代のことと言われています。国内における生産技術が未熟で、主流はまだ輸入品だった砂糖がとても高価だったこともあり、「糀甘酒」は甘味料としても重宝されていました。

現在は砂糖が廉価《れんか》に手に入るようになったためその常識は変わりましたが、砂糖だけにしてしまうのはもったいないことです。なぜなら、砂糖はほぼ「ショ糖」という単一の甘み物質でできています。それに対して「糀甘酒」は、複数の甘み物質を含み、うま味と健康効果をあわせもった複合物質の甘味料です。**同じ甘みをつけるなら、健康効果もセットで得られたほうが断然お得ではありませんか。**

安心・安全で、甘くておいしいだけでなく、健康まで促進してくれる「糀甘酒」に、日本人は再注目すべきと考えます。これを機に、料理やお菓子づくりの際に使用する砂糖を、すべて「糀甘酒」に置き換えてみてはいかがでしょうか。

３５０種類以上の栄養成分が免疫力の急上昇を支える

「糀甘酒」に含まれる有効成分は、**３５０種類以上**と言われています。砂糖でも上白糖は数種のミネラルなどを含んでいますが、これと比べてもおよそ60倍にあたります。ただしこれは検出された成分のことであって、実際にはそんなレベルではなく膨大《ぼうだい》です。「糀甘酒」は米に含まれるそれぞれの成分が、こうじ菌の働きで無限数に変化しているからです。**ほんの数種の微量成分しか含まない砂糖と比べものになりません。**「糀甘酒」に含まれる成分それぞれの栄養や機能性について、すべて解明されているわけではありませんが、人間の体に良い影響を与えていることはわかっています。

発酵食品の健康効果は、実験よりも先に、長い食経験によって保障されているものがほとんどです。特定の成分だけを取り出した実験データによる検証は、時にひっくり返ることもあります。

発酵食品のひとつである「糀甘酒」は、日本人の健康を支えてきた実績があり、これはそこら辺の新商品には真似できないことです。**科学技術が進歩した現代になって、ようやく後付けで健康効果が証明されつつある**のです。

まずは、人間の体内では生成することのできないビタミンＢ群で、こうじが発酵する際に生み出されます。含まれるのはビタミンＢ１、Ｂ２、Ｂ６、葉酸《ようさん》など。これらは主に、糖質などのエネルギーを素早く体内にとり込むのを助け、疲労の回復を促す働きをしてくれます。こうじはブドウ糖もつくりますので、ビタミンＢ群のサポートによって、たちまち体を元気にしてくれるのです。

また、オリゴ糖は乳酸菌をはじめとする善玉菌のエサになることで、病気予防に不可欠とも言える腸内環境を整える役割を担います。食物繊維が豊富に含まれていることも、腸内環境改善という観点からは見逃せません。

ほかにも、血圧を下げる効果があると言われるペプチド、悪玉コレステロールを減らすレジスタントプロテイン、持久力や筋力を高めてくれるアミノ酸など、「糀甘酒」に含まれる有効成分は枚挙にいとまがありません。

なお、**免疫を上げるために大切なこととして、体力をつけることと、腸内環境を改善することが挙げられますが、糀甘酒にはどちらの効果もあります。**

免疫細胞を強力にサポート
腸を整えるオリゴ糖のパワー

前項でお伝えした、腸内環境を整えることが免疫力アップにつながる、ということについてもう少し詳しく解説していきます。

腸というと、胃に送り込まれた食べものが消化され、不要となった排泄物《はいせつぶつ》（すなわちウンチ）が通る管と認識されている方が多いかもしれませんが、実はそれ以外にもさまざまな役割を果たしている、とても重要な器官です。

「腸は免疫を司る臓器」とも言われており、**体内に存在する免疫細胞の７割が腸に集中しており、腸内にはおよそ１０００種類、１００兆個の腸内細菌が存在している**と言われています。腸の中に生息する細菌の集まり（腸内フローラ）において、善玉菌を優位にすると免疫機能が上がりますので、美容と健康を促進するためには、とにかく腸をキレイにすることが大切です。

病気になりたくなかったら、常日ごろから腸内環境を整えることを心掛けましょう。

腸内環境を整えるために必要なのは、善玉菌のエサになってくれるオリゴ糖や食物繊維などを豊富に含んだ食品を摂取すること。「糀甘酒」には米でんぷん由来のイソマルトオリゴ糖をはじめとする各種のオリゴ糖や、水溶性および不溶性の食物繊維が豊富に含まれます。

「糀甘酒」を飲むと、オリゴ糖や食物繊維によって元気になった善玉菌が、乳酸や酢《さく》酸《さん》をつくって**腸内を酸性環境にしたり、腸粘膜にバリアを張って、悪玉菌の増殖を防いでくれます。**不溶性の食物繊維は腸内を刺激してぜんどう運動を活発にし、お通じを改善してくれます。

また、「糀甘酒」に含まれるたくさんの酵素によって消化吸収がスムーズになり、ストレスや疲労を感じにくくなります。

そして、免疫力がアップすれば、健康的な体を維持できるようになるのです。

免疫力の強い人は、たとえ病気になってしまったとしても、回復が早いという特徴があります。病気予防という目的だけにとどまらず、**回復力を高めるという意味においても、「糀甘酒」を飲み続けることは推奨できる**のです。日常はもとより、風邪《かぜ》をひいたときこそ「糀甘酒」。ぜひ、この習慣を身に付けるようにしてください。

挙げればキリがない栄養素
付いた別名は「飲む点滴」

「糀甘酒」に豊富な栄養素が含まれていることはこれまで再三お伝えしてきましたが、それゆえに名付けられたある別名があります。

「飲む点滴」です。

代表的なものだけでも、ビタミンＢ１、ビタミンＢ２、ビタミンＢ６、ナイアシン、葉酸、パントテン酸、ビオチンの７種類のビタミンＢ群、トリプトファン、イソロイシン、メチオニン、スレオニン、ヒスチジン、ロイシンなどの必須アミノ酸、食物繊維、ブドウ糖、オリゴ糖、消化酵素……などなど、枚挙にいとまがありません。

医療現場で実際に使用される点滴に匹敵する栄養と即効力から、このような呼び名が付いた要因になっています。

体に針を刺さずとも点滴を打つことができると考えるならば、まさに飲まない手はないでしょう。

本書を手にするまで「糀甘酒」のことをよくご存じでなかった方は、名前に「酒」が入っているのにアルコールが含まれておらず、なおかつ栄養満点というところに、きっと驚かれることと思います。

この「飲む点滴」を構成する優秀な成分たちのなかでも、ビタミンＢ群の働きはひときわ光ります。ビタミンＢ１は糖の代謝を促すのに必要なビタミンなので、**豊富な糖とビタミンＢ１がセットで摂《と》れる「糀甘酒」は理想的**といえます。

ビタミンＢ群は人間の体内でつくられないうえに活動で消耗してしまうので、継続して摂取しなければなりません。

その点において、毎日おいしくいただける「糀甘酒」は、とても頼りがいのある存在になってくれると言っていいでしょう。

ビタミンＢ群に限らず、**ビタミン類の特徴は微量でも役割は重要**であるということ。不足すると体調に影響が出るものです。大量に摂取してもほとんどが体外に排出されてしまうので、必要量摂れれば十分。「糀甘酒」をガブガブ飲む必要はありません。少量でも、毎日コツコツ飲んだり、食事にとり入れたりすることを意識するようにしてください。

「糀甘酒」の不溶性食物繊維が発がんリスクを抑える

長年、死因の第1位として、私たちを脅《おびや》かし続けているがん。いまだに決定的な治療薬が開発されていない状況で、さすがに「糀甘酒だけを飲んでいれば治る」「飲んでいればがんにならない」と言うことはできません。

ですが、発酵食品である「糀甘酒」にも、発がんリスクを抑える可能性は十分にあります。

同じ発酵食品であるみそには、発がん抑制効果があることがよく知られています。みそ汁を1日3杯飲む人は、飲まない人に比べて4割も乳がんのリスクが下がるとの研究データがあります。みそには大豆が使われているので、みその効果はほぼ大豆のおかげ、と考えるのが一般的でしょう。

しかしあまり世間では知られていませんが、実は**大豆の効果を強力に引き出してい**

るのはこうじの力です。「糀甘酒」は米しか使っていませんが、米が秘めている効果はこうじの力で最大限引き出されているはずです。例えば「糀甘酒」に含まれる抗酸化物質であるエルゴチオネイン、フェルラ酸や抗酸化ペプチドは、こうじをつくる過程で米成分からこうじ菌の働きで生まれます。細胞が酸化してダメージを受けることは、細胞のがん化への第一歩。抗酸化物質は体内でできる有害な活性酸素から細胞を守るのに欠かせません。

加熱をあまりしていない手作り糀甘酒だったらこうじの力が残っていますから、「糀甘酒」を料理に使うと食材からも健康効果を引き出してくれることが期待されます。「糀甘酒」を飲むと腸内環境が良くなり、免疫力がアップすることはすでに述べた通りで、これが**発がんリスクを抑える一因になる**ことは容易に想像できます。

また、「糀甘酒」に含まれる不溶性食物繊維は、便の核となって排便を促進する働きがあります。不溶性食物繊維は大腸で水分を吸って膨らみ有害物質を薄めることと、ぜんどう運動を促し有害物質を排泄させることで、**大腸がんのリスクを下げる**と言われています。

いずれにせよ、重要なのは免疫力をアップさせて、がんをはじめとする病気になりにくい健康的な体をつくること。そのために、「糀甘酒」は欠かせません。

〝沈黙の殺し屋〟はペプチドパワーで撃退！

世の中には偏《かたよ》った食事内容、不規則な生活、運動不足などがもたらす生活習慣病に悩まされている方がたくさんいらっしゃいます。そのなかでもとくに問題になっているのが、日本国内の患者数が推定４３００万人に上るとされる高血圧です。

心疾患《しんしっかん》や脳卒中を引き起こす原因となる万病のもとであるにもかかわらず、やっかいなことに目立った自覚症状がない。気付かないうちに病状が悪化してしまう。それゆえに、**高血圧は〝サイレントキラー〟（沈黙の殺し屋）**とも言われています。

血圧を下げるためには、規則正しい生活、適度な運動などが求められますが、なんといっても大事なのは食生活の改善です。

塩分を適度に減らし、栄養バランスを整える。これが必須になります。それに加え、降圧効果のある成分を含んだ食品を多く摂るのも効果的と言えるでしょう。

「糀甘酒」には、血圧を下げる効果があるとされる成分がいくつか含まれており、代表的なものとしてペプチドが挙げられます。

血圧の上昇には、アンジオテンシン変換酵素（ＡＣＥ）という酵素が関わっているのですが、その働きを抑えるＡＣＥ阻害ペプチドという物質を、こうじがつくり出すことが明らかになっているのです。

月桂冠の研究所では、マウスを使ってこんな実験を行いました。

マウスには塩を与えて血圧の上がる種と上がらない種がいるのですが、上がるほうの種に甘酒を飲ませてみたのです。すると、**血圧が下がることが認められました**。人間でも同様の現象が起こることは、おおいに考えられるでしょう。

誤解なきように断っておくと、「糀甘酒」を飲むと血圧が下がるメカニズムが解明されたわけではありません。しかしＡＣＥ阻害ペプチドは、有効成分の有力候補です。ほかにも、水溶性食物繊維のナトリウム排泄促進も考えられますし、玄米を使った、「糀甘酒」ならさらにＧＡＢＡの効果も期待できます。今後研究がさらに進み、「糀甘酒」が高血圧に悩む方々の助けとなることを期待します。

疲れたとき頼るべきは酒粕甘酒より「糀甘酒」

冒頭から単なる「甘酒」ではなく、「糀甘酒」と呼んでいるのには理由があります。それは、酒粕《さけかす》甘酒という異なる種類の甘酒が存在するからです。「糀甘酒」のつくり方は先述した通りで、酒という名が付くもののアルコールは含まれておらず、子供でも安心して飲めます。

それに対し酒粕甘酒は、日本酒を製造する過程で発生する白い固形物の酒粕を水で溶き、砂糖を加えて甘みをつけたものです。1%未満と微量ながらアルコールが含まれており、香りにも若干クセ（お酒くささ）があります。

いずれも一定の健康効果が認められており、共通する特徴も多いのですが、**栄養価が高いのは断然「糀甘酒」**のほう。甘みについても、米由来の穏やかで自然な甘さは砂糖とは決定的に違います。

「糀甘酒」が健康食品として重宝されるのはそのためです。

「糀甘酒」と酒粕甘酒。両者を比較して、「糀甘酒」のほうが優れている点はいくつも挙げられますが、とくに疲労回復に関しては、大きな差があると言われています。その鍵を握っているのは、エネルギーとなる甘みの成分です。

「糀甘酒」は、こうじが発酵する際に生まれるブドウ糖が甘みのもとになっています。

一方の酒粕甘酒は、あとから加える砂糖によって甘みを持たせています。

ブドウ糖は砂糖の成分であるショ糖に比べて分子構造がシンプルで、分解されることなく速やかに脳にとり込まれるのが特徴。砂糖は分解される過程が必要なぶん、脳に届くのが遅れてしまいます。つまり、**即効性という点においても、明らかに「糀甘酒」に軍配が上がる**のです。

オススメしたいのは、添加物をいっさい含まず、米こうじだけでつくられた「糀甘酒」です。ご飯を食べるのと変わらない安心感でありながら、**「糀甘酒」は、酒粕甘酒に比べてはるかに強力な疲労回復効果がある**と考えられます。

疲れたときには「糀甘酒」。運動や力仕事のあとの一杯は「糀甘酒」。デスクワークや試験勉強のあとは「糀甘酒」を一口。これを日ごろから実践してみてください。

中性脂肪はこれでサヨナラ こうじがもつ驚異の脂肪燃焼力

ダイエットを志すも失敗。あるいは、成功するもリバウンド。

そんな経験、どなたにもあるのではないでしょうか。人間、食べなければやせますが、そもそも食事をセーブするのは酷《こく》な話ですし、仮に無理をして体重を落としたとしても、体を壊してしまっては元も子もありません。

我慢をせず、ストレスを感じることなく、健康的にやせる。

これがベストなわけですが、その方法を見つけ出して実践するのは難しい。だから、次から次へと新たなダイエット方法が考案され、人々がその情報に飛びつくということが繰り返されているのでしょう。

私はダイエットについては門外漢ですので、ベストアンサーを皆さんに示すことはできませんが、醸造《じょうぞう》学の立場から助言できることならあります。

それは、**ダイエットをするなら「糀甘酒」がオススメ**ということです。

まずは、スイーツの代わりになるということ。ダイエット中は甘いものが食べたくなるという話をよく聞きますが、「糀甘酒」なら罪悪感はいりません。「糀甘酒」の甘みを担うブドウ糖は甘みの他に食物繊維やアミノ酸、ビタミンなど多くの栄養成分も一緒に摂れるからです。「糀甘酒」の甘みには穏やかな厚みがあって、少ない糖質ながら満足感を得られるので、それだけで一食を賄《まかな》えてしまいます。発酵甘味料としてフルーツやヨーグルトの甘み付けに使うのもいいでしょう。

また、「糀甘酒」はペプチドを含みますが、**米タンパク質からできるペプチドには、肥満抑制につながる効果がある**ことが示唆されています。

さらに、マルコメによる研究で、こうじに含まれる成分が中性脂肪を燃焼させる働きがあることが示唆されており、月桂冠によるマウスを使った実験でも、脂肪組織の増加が抑制され、血清中性脂肪が減ったという報告もなされています。甘酒を与えられた**マウスの体重が減った**のです。

このように、「糀甘酒」には抗肥満効果があることが強く期待されます。大豆のようなタンパク質の豊富な食品を同時に摂取すると、栄養バランス的にもベター。「糀甘酒」を活用して、理想的な体型を手に入れることを目指してみてください。

コレステロールをガツッと下げる「糀甘酒」のプロラミン力

「糀甘酒」に含まれる成分が人間の体に与える影響、ひいては健康効果については、同じこうじを使った発酵食品であるみそや酒粕での研究例から「そうであろう」と考えるケースがほとんどです。

そんななかにおいて、「糀甘酒」自身について研究され解明されたものもあります。

ここで取り上げるのは、コレステロール低減効果です。

２０１８年3月、金沢工業大学と厚生産業株式会社の共同研究チームが、甘酒の健康効果に関する研究結果を学会で発表しました。

この研究チームが注目したのは、人間の消化器官内で消化吸収されにくい、レジスタントプロテインという難消化性タンパク質の一種の「プロラミン」という成分。食物繊維に近い機能を持つプロラミンには、**コレステロール低減効果ならびに便通改善**

効果があるとされています。

プロラミンは米に含まれるタンパク質の10～15％を占めることから、米を原料とする甘酒における含有量《がんゆうりょう》を調査したのです。

調査対象は、製造法の異なる14種類の市販の甘酒。その結果、すべての甘酒からプロラミンが検出されました。

さらにこの研究チームは、**酒粕甘酒よりも、米と米こうじだけでつくられる「糀甘酒」のほうに、多くのプロラミンが含まれている**ことを発見しました。

プロラミンを摂取し続けると悪玉コレステロールの数値が下がるという臨床結果が出ており、米と米こうじだけでつくられる「糀甘酒」をコップ１杯（約１５０ml）飲むと、人間の体内で機能性を発揮する量のプロラミンを摂取可能であると考えられると、このチームは結論付けています。

コレステロール値の改善を望む方にとっては、まさに朗報と言えるでしょう。本当に「糀甘酒」のパワーは計り知れません。

「糀甘酒」は熱中症予防と夏バテの防止に効果大

甘酒に対して、寒い時期に温かくして飲む物、お正月の定番、というイメージを持たれている方は多いと思います。

しかし、俳句の世界において**甘酒は、夏の季語**に分類されていることをご存じでしょうか？

これは、「糀甘酒」が庶民に浸透した江戸時代に、夏場に好んで飲まれたことに起因します。甘酒といえば夏の飲み物というのが、今から数百年前の常識だったのです。

当時は現在に比べ、医学も食品栄養学も発展しておらず、「糀甘酒」に含まれる成分やもたらされる健康効果について、科学的に理解されていたわけではありません。でも、江戸時代の人々は知っていました。夏場に飲む「糀甘酒」は、体力の減退を抑え、暑さに耐え抜ける元気な体づくりに貢献してくれるということを。

すなわち、**熱中症予防と夏バテ防止に「糀甘酒」が効く**ということもまた、当時の人々にとっては周知の事実だったのです。冷蔵庫もエアコンもない時代ですから、食中毒や熱中症に悩まされる人はかなりの数に上ったことでしょう。そんな江戸時代の人たちにとって、「糀甘酒」はとても頼りがいのある飲み物だったに違いありません。「糀甘酒」の栄養価がきわめて高く、「飲む点滴」と言われていることは先述の通りで、飲むと体の底から元気がわいてきます。

ここでオススメしたいのは、「糀甘酒」に少量の塩を入れて飲む方法です。

塩を入れることによって甘みがグッと引き立ち、飲みごたえが増します。この現象を「対比効果」といい、スイカに塩をかけて食べることを思い浮かべると、その効果をイメージしやすいはずです。

さらに、**熱中症予防に不可欠な塩分とエネルギーを同時に補給できる**というメリットもあります。これを機に、「糀甘酒」は寒い時期に飲む物という認識を改め、暑い時期にも当たり前のように飲む生活をとり入れてみてください。

「糀甘酒1カ月生活」で目の下のクマが改善

人間の多くは、とくに女性は、年齢を重ねても見た目の若々しさを保ちたいと思うもの。実年齢よりも老けて見える要素があれば、全力で取り除きたいはずです。そんな皆さんを悩ませる要素のひとつに、目の下のクマがあります。お化粧で隠すのには限界がありますので、できれば完全になくなってほしいと願う女性は多いことでしょう。

目の周りの血行不良や寝不足、加齢によって起こる皮膚のたるみや小じわ、角質の肥厚《ひこう》や小さなシミの集合など、クマの発生要因は多岐にわたりますが、対処法がまったくないわけではありません。目の下のクマをなくすためには、主に血行と代謝を良くすることが改善への近道と言われています。

「糀甘酒」に含まれる多種多様で豊富な栄養素が、**血液をサラサラにし、血液の質を上げてくれる可能性があります**。また、腸内環境も整えてくれるので、代謝も良くなります。これにより、目の下のクマが改善されるのではと考えられるわけです。

お医者さんが処方してくれる薬のように患部に直接作用しなくても、体を今よりも健康にしていくことにより、徐々に症状が良くなっていくことはあります。

摂り続ければ、体のさまざまな機能が正常に働くようになる――**「糀甘酒」は時に薬のように働いてくれることもある**のです。

森永製菓の研究室が実施した甘酒に関するテストによると、肌荒れの気になる40代～60代の複数人の女性モニターに、甘酒を朝晩２回、１カ月間継続して飲んでもらったところ、**目の下のクマが明るくなったという実験結果が出た**と言います。

皮膚の表面温度が１カ月前よりも上昇していることから、血行が良くなり、老《ろう》廃《はい》物《ぶつ》の排泄が促進されたことが、理由として推察されるそうです。

このように、「糀甘酒」を摂り続けると、目の下のクマの改善が期待できます。「糀甘酒」が、若々しさを保つための必須アイテムになってくれるかもしれません。

米こうじの「美肌セラミド」が肌をもちもちにする

「糀甘酒」に期待されているアンチエイジング効果は、目の下のクマの改善以外にもまだまだあります。

美肌効果もそのひとつです。「糀甘酒」を摂取することによって、肌の乾燥を防いでしっとり、もちもちになり、くすみやシミを薄くし、髪にツヤが出るようになると言われています。**まさに〝飲む美容液〟**と表現してもいいでしょう。

では、なぜそんな魔法のような効果が起こり得るのか？

その答えは原料の米こうじに含まれる各種有効成分にあります。

アミノ酸は皮膚の主成分のひとつで、肌の保湿機能をつかさどります。

グルコシルセラミドというスフィンゴ糖脂質の一種は、肌の角質層に存在するセラミドのもととなる成分であり、セラミドの量と肌の水分量は比例関係にあることがわかっています。

N－アセチルグルコサミンやグルコシルセラミドという成分は、コラーゲンやヒアルロン酸の合成を促し、肌のバリア機能を改善する効果があると考えられています。

つまり、「糀甘酒」は肌の保湿効果向上に一役も二役も買ってくれるのです。

乾燥肌や荒れ肌の原因のひとつにセラミドの減少が挙げられ、加齢とともにセラミド量は減っていくという研究結果も出ています。セラミドを補うために「糀甘酒」を生活にとり入れると効果が期待できるかもしれません。

また、フェルラ酸やエルゴチオネインなどの抗酸化物質にも、美肌効果を期待することができます。人間の体内に活性酸素が発生したことによって酸化が起こり、それが細胞を老化させる要因になるのですが、これらの抗酸化物質が酸化を強力に食い止めてくれるからです。

なかでも「糀甘酒」に含まれるアミノ酸の一種であるエルゴチオネインは、**ビタミンEの約７０００倍もの抗酸化力**があり、美容とアンチエイジングを強力にサポートする成分として近年注目されています。

ふくれあがる「ビタミンB群」が健康な赤ちゃんの出産をサポート

「糀甘酒」の原料となるお米と、完成品の「糀甘酒」の栄養価（食物100グラム中における炭水化物、タンパク質、脂質等の栄養素の含有量）を比較すると、ほとんど変わらないという結果が出ます。エネルギーに関しても大差はありません。

それなら、わざわざ「糀甘酒」を飲まなくても、お米を食べれば同等の健康効果が得られるのではないか？

そう思われるかもしれませんが、実は違います。ここで見落としてはいけないのが、「糀甘酒」に含まれる炭水化物、タンパク質、脂質などの栄養素が発酵の過程でこうじ菌の酵素によって分解されるという点と、**ビタミンB群の量が大きく増える**という点です。

加えて、お米は胃の中で消化する必要がありますが、「糀甘酒」はすでに分解されているので、速やかに体内に吸収されやすいという利点もあります。

炭水化物、タンパク質、脂質などが分解されると、サイズが小さくなってブドウ糖やアミノ酸にその姿を変えます。お米よりも「糀甘酒」のほうがはるかに甘く感じるのはそのためです。

また、それよりも驚かされるのが、ビタミンB群の増加度合い。原料のお米が発酵を経て「糀甘酒」になると、全体の量が約3～4倍にふくれあがります。ビタミンB群が私たちの体にさまざまな健康効果をもたらしてくれることは35ページで述べた通り。まさに「こうじ菌さまさま」と言っていいでしょう。


なかでも特筆すべきは葉酸の量です。

葉酸はお米の状態のときよりも、**なんと14倍**になることがわかっています。

葉酸には造血作用があることが認められており、これを強化した健康食品がつくられているほど。妊婦に必要なビタミンとしても有名で、**胎児《たいじ》の先天異常を予防する働きがある**とされています。

健康な赤ちゃんを産むために、妊婦の方はぜひ、お米の14倍の葉酸パワーをもつ「糀甘酒」を生活にとり入れることを検討してみてください。

辛い「二日酔い」には「糀甘酒」が効く！

好んでお酒を飲まれる方にとって、悩みの種のひとつになるのが二日酔いです。

飲んでいるときは楽しく気持ちがいいのに、翌日の朝、目が覚めると頭痛と吐き気が襲ってくる。飲み過ぎたときほど、その症状はひどくなる。

そんな経験をしたことのある方は、大勢いらっしゃるでしょう。

そして、ウコンに代表されるサプリメントや薬などを服用して、二日酔い対策を講じている方も少なくないはずです。

二日酔いは本当に辛いですからね。

二日酔いについては古い書物にも記述があるようで、どうやら人類（とくに飲兵衛）にとって普遍の難敵であることは間違いありません。

当然、どの時代も対処法が考えられてきたと推察されます。

そのなかでもよく知られているのが、江戸時代の武士たちはお酒を飲む前に、悪酔い防止のために「糀甘酒」を飲んでいたこと。**「飲む前に糀甘酒」は、武士の作法、**たしなみであったと伝えられているのです。熱中症予防同様、江戸時代の人たちは「糀甘酒」の持つ特性を知り、それを最大限活用していたのでした。

「糀甘酒」には**牛乳のように胃の粘膜の保護作用がある**といわれているので、アルコールの吸収速度を落とす働きをしてくれるでしょう。酔いが回るスピードがゆるやかになって、二日酔いの諸症状が軽減されるわけです。

さらに、「飲む前に飲む」のみならず、「二日酔いになったら飲む」を実践しても、素晴らしいパフォーマンスが期待できます。肝臓がアルコールを分解するときに使用するブドウ糖を送り込み、そのうえ**二日酔いの原因物質のひとつであるアセトアルデヒドの分解を、ビタミンB群が助けてくれる**からです。

お酒好きの方は、さっそく試してみてはいかがでしょうか。

ただし、甘酒は甘酒でも、酒粕甘酒に二日酔い防止効果はありませんので、必ず「糀甘酒」を選ぶように注意してください。

国菌由来の「糀甘酒」はまさに万能の発酵甘味料

しょうゆ、みそ、納豆に代表される日本の伝統的な発酵食品は、こうじ菌が元となってつくられています。こうじ菌は、米や麦などの穀物や豆類に繁殖《はんしょく》させる、食べられる（毒を持たない）カビの一種で、**積極的に利用しているのは日本だけ**です。それゆえに日本醸造学会はこうじ菌を「国菌」と認定しました。

こうじは、麦に繁殖させた麦こうじ、大豆に繁殖させた豆こうじなどいくつか存在しますが、そのなかでもっともポピュラーなのが米に繁殖させた「米こうじ」です。米こうじにはブドウ糖が豊富に含まれているため甘みが強く、私たちの体においしくて、かつ素晴らしい健康効果をもたらしてくれます。

本書の主役である「糀甘酒」は、米こうじがパワーアップして誕生した発酵食品のなかの代表選手の一人です。

その特徴を簡単におさらいすると……。

甘くておいしい。アルコールが入っていないので子供でも安心して飲める。

疲労回復、滋養強壮、健康増進などの効果を得ることができる。

腸内環境を整えて、免疫力をアップさせる。

血液中の中性脂肪を減らし、太りにくい体質をつくる。

血圧の上昇を抑制する。

美肌などのアンチエイジングを促進する。

などなど、例には事欠きません。現在は、分析技術の進歩によって、「糀甘酒」のおいしさの秘密や優れた健康効果について、数々の新事実が明らかになっており、よりおいしくいただく方法、有効活用法も確立されてきています。

「糀甘酒」はまさに、万能の健康ドリンクであり、発酵甘味料なのです。

本書では、料理研究家のあまこようこさんが、その長所を最大限活用した料理のレシピを考案し、次章で詳しく紹介しています。こちらを参考に「糀甘酒」を日々の食生活にとり入れて、健康的な体と豊かな暮らしを手に入れましょう。

Column

なぜ、私は「糀甘酒」に魅了されたのか ❷

「糀甘酒」を生活にとり入れ、愛飲している方たちが語る、「糀甘酒」の魅力と、実感された効果を紹介します！

主治医からほめられた！

山梨でブドウ園を営んでいます。夏は炎天下40度くらいのなかで作業するんですが、体力的にとても辛い。でも1年飲み続けたら、主治医の先生から「乗り越えられたのは甘酒のおかげだね」と言われたんです！（50歳 女性）

冷え性対策に！

冷え性対策にしょうがを買おうと出かけ、たまたま目に入って購入。出会えてよかった！冷蔵庫から出して、熱いお湯で割るとちょうど飲みやすい温度と味になります。夜、寒さで目が覚めてしまうこともなくなりました。（40歳 女性）

お腹の調子がいい！

70年間生きてきて初めて便通が良くなりました。腸内環境が良くなかったのか、ずっと軟便だったのですが、「糀甘酒」を飲み始めたらバナナのような便が出ました。（70歳 女性）

第3章

おいしさも健康効果も
アップする!

「糀甘酒」を使ったレシピ

砂糖の代わりに「糀甘酒」を使うことで、
お料理がさらにおいしくヘルシーに！
少ない調味料で簡単につくれるところも魅力です。

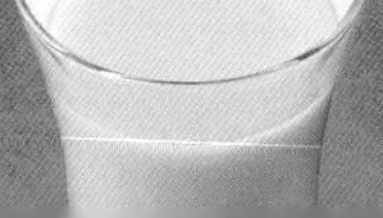

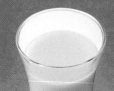

「糀甘酒」レシピはココがすごい！

液体なので、調味料と合わせやすい！

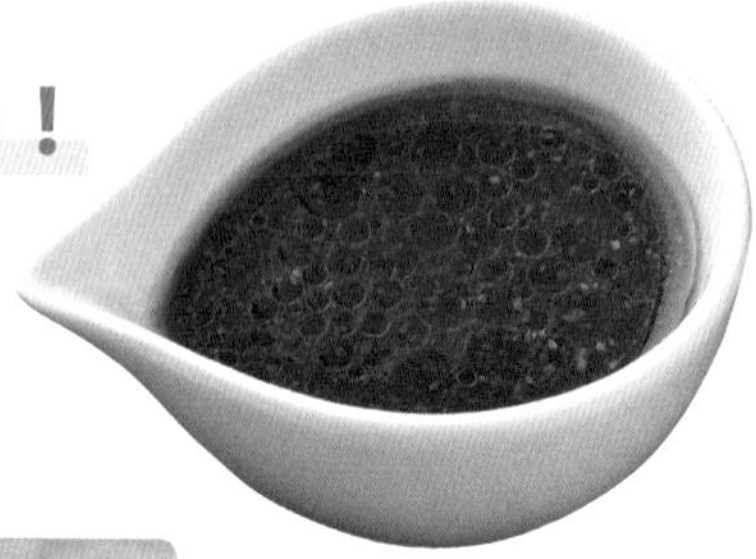

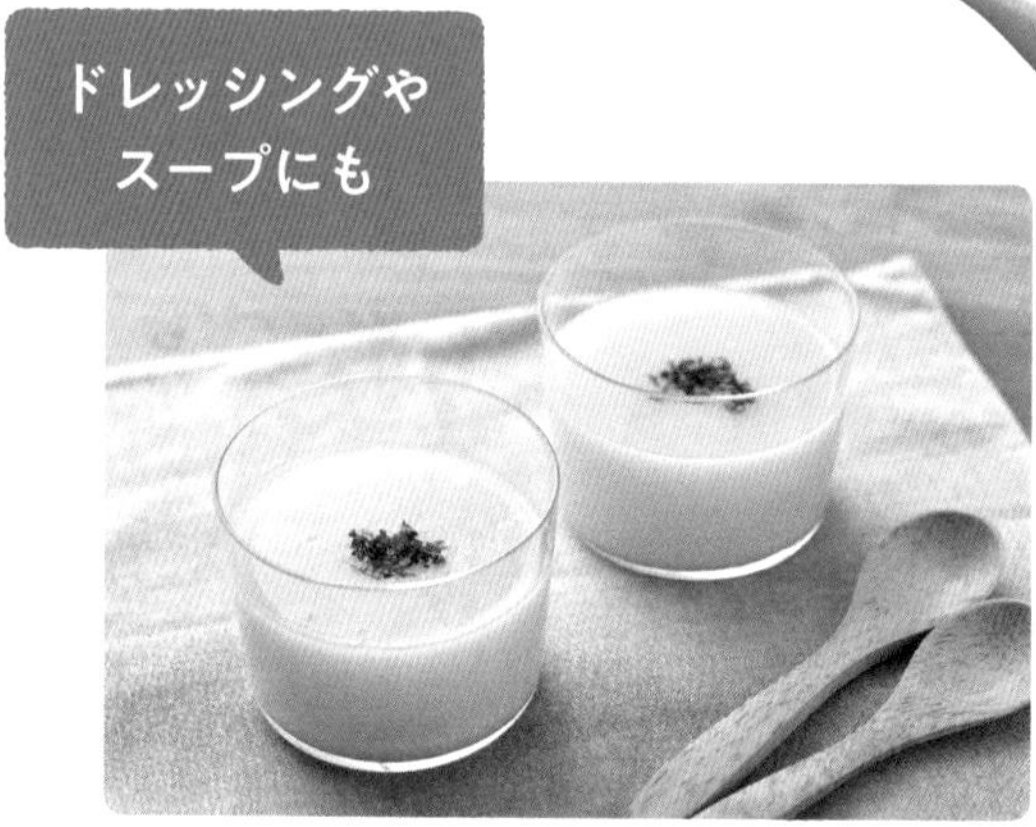

調味料と混ぜ合わせる際、砂糖のような結晶の調味料だと、溶けるまでに時間がかかったり粒が残ったりしてしまいますが、「糀甘酒」は液体なのでその心配もありません。ほかの調味料ともしっかり混ざるので、味もバシッと決まります。

コクが出るので、ケチャップやマヨネーズの代わりにも！

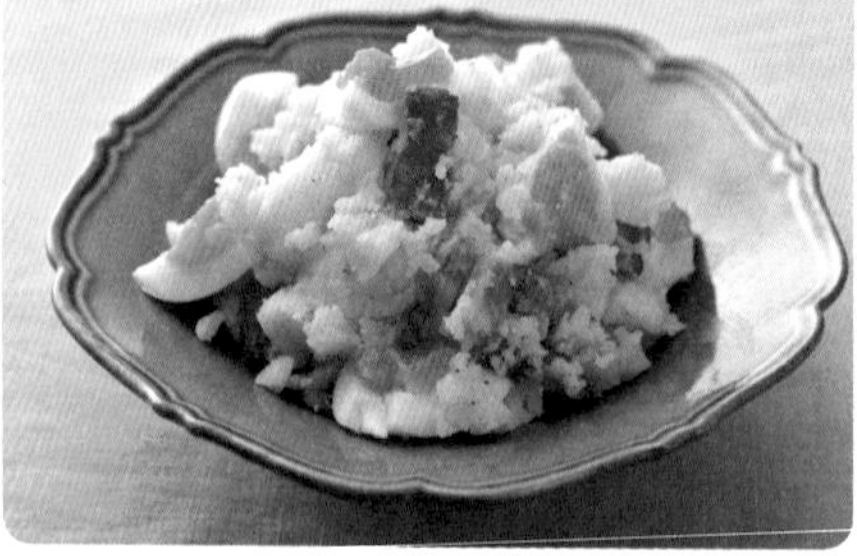

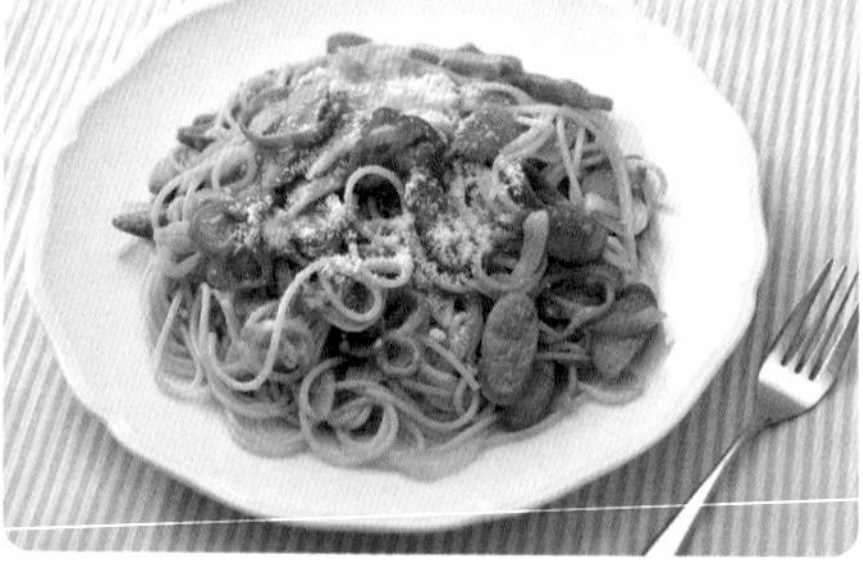

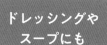

「糀甘酒」には独特のコクがあるので、みそを使わない麻婆豆腐や、ケチャップを使わないナポリタン、マヨネーズを使わないポテトサラダなど、あらゆる調味料の代わりとしても使えます。ケチャップやマヨネーズが苦手な方の代用調味料にもぴったりです。

レシピの見方

62ページからの
「糀甘酒」を使ったレシピページの見方です。

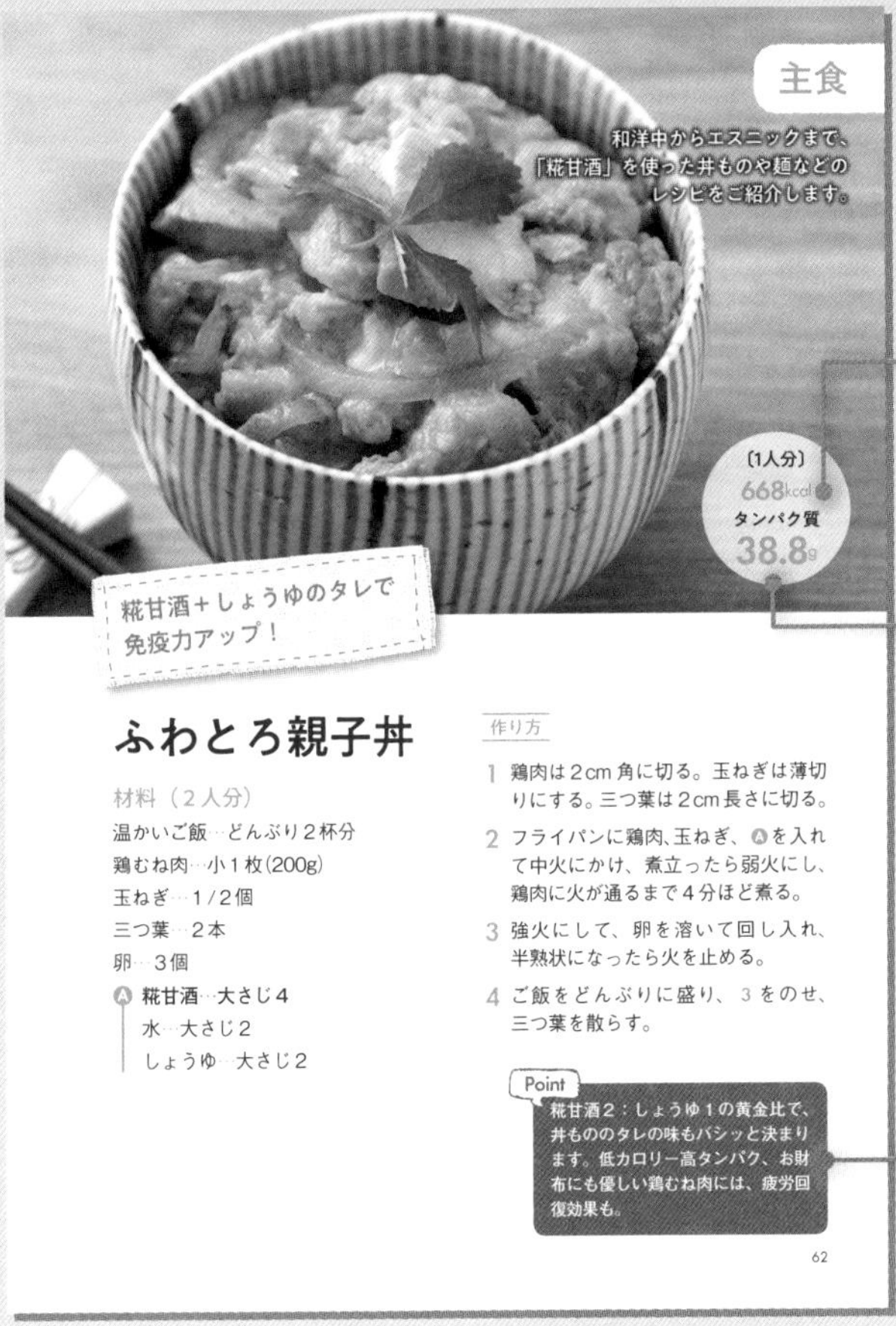

主食

和洋中からエスニックまで、
「糀甘酒」を使った丼ものや麺などの
レシピをご紹介します。

〔1人分〕
668kcal
タンパク質
38.8g

糀甘酒＋しょうゆのタレで
免疫力アップ！

ふわとろ親子丼

材料（２人分）
温かいご飯…どんぶり２杯分
鶏むね肉…小１枚（200g）
玉ねぎ…１/２個
三つ葉…２本
卵…３個
Ⓐ 糀甘酒…大さじ４
水…大さじ２
しょうゆ…大さじ２

作り方

1. 鶏肉は２cm 角に切る。玉ねぎは薄切りにする。三つ葉は２cm 長さに切る。
2. フライパンに鶏肉、玉ねぎ、Ⓐを入れて中火にかけ、煮立ったら弱火にし、鶏肉に火が通るまで４分ほど煮る。
3. 強火にして、卵を溶いて回し入れ、半熟状になったら火を止める。
4. ご飯をどんぶりに盛り、３をのせ、三つ葉を散らす。

Point
糀甘酒２：しょうゆ１の黄金比で、丼もののタレの味もバシッと決まります。低カロリー高タンパク、お財布にも優しい鶏むね肉には、疲労回復効果も。

62

カロリー
１人分のカロリー数を表示しています。

タンパク質／食物繊維
１人分のタンパク質または食物繊維の量を表示しています。

ポイント
材料の代表的な栄養や作り方のポイントを紹介しています。

- 計量単位は大さじ１＝15ml、小さじ１＝5ml です。
- 野菜類は、とくに表記のない場合、洗う、皮をむく、石づきをとるなどの作業を済ませてからの手順を説明しています。
- バターは無塩バターを使用しています。
- 卵のサイズはMサイズを使用しています。
- 電子レンジのワット数は600W です。500W の場合は1.2倍の時間にしてください。電子レンジ、オーブンの加熱時間は、メーカーや機種によって異なりますので、様子を見ながら加減してください。また、加熱する際は付属の説明書にしたがって、高温に耐えられる容器や皿を使用してください。
- 液体を電子レンジで加熱する際、突然沸騰する可能性があります（突沸現象）ので、ご注意ください。

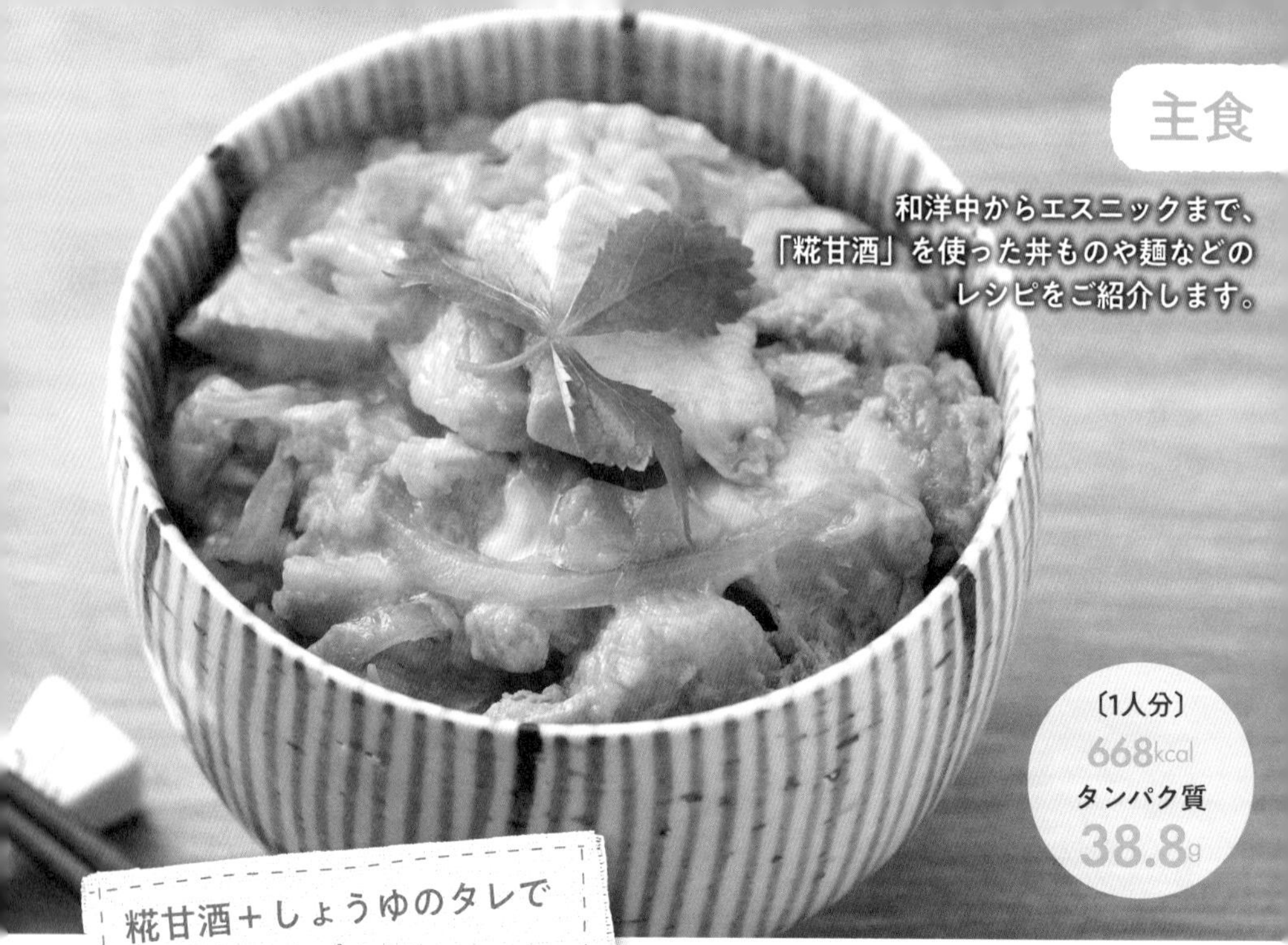
主食
和洋中からエスニックまで、
「糀甘酒」を使った丼ものや麺などの
レシピをご紹介します。
〔1人分〕
668kcal
タンパク質
38.8g

糀甘酒＋しょうゆのタレで
免疫力アップ！

ふわとろ親子丼

材料（2人分）

温かいご飯…どんぶり2杯分
鶏むね肉…小1枚(200g)
玉ねぎ…1/2個
三つ葉…2本
卵…3個
Ⓐ 糀甘酒…大さじ4
水…大さじ2
しょうゆ…大さじ2

作り方

1 鶏肉は2cm角に切る。玉ねぎは薄切りにする。三つ葉は2cm長さに切る。

2 フライパンに鶏肉、玉ねぎ、Ⓐを入れて中火にかけ、煮立ったら弱火にし、鶏肉に火が通るまで4分ほど煮る。

3 強火にして、卵を溶いて回し入れ、半熟状になったら火を止める。

4 ご飯をどんぶりに盛り、3をのせ、三つ葉を散らす。

Point

糀甘酒2：しょうゆ1の黄金比で、丼もののタレの味もバシッと決まります。低カロリー高タンパク、お財布にも優しい鶏むね肉には、疲労回復効果も。

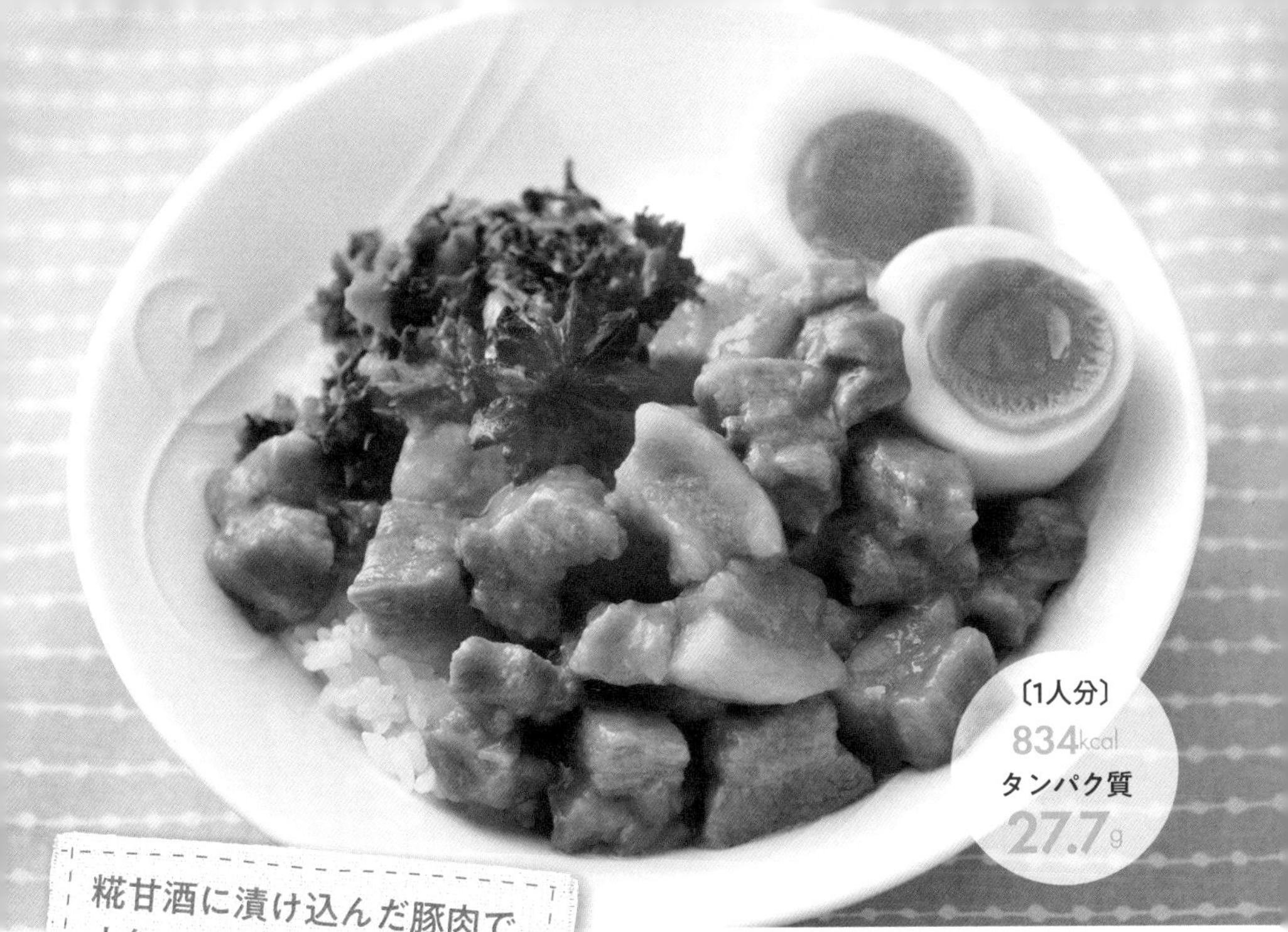

糀甘酒に漬け込んだ豚肉で
人気の台湾料理も簡単に

ルーロー飯

材料（２人分）

温かいご飯…茶碗２杯分
豚バラかたまり肉…200g
糀甘酒…大さじ４
玉ねぎ…１/４個
薄力粉…小さじ１
サラダ油…小さじ２
水…200ml
八角（好みで）…１個
しょうゆ…大さじ２
半熟ゆで卵…２個
高菜の漬物…40g

作り方

1 豚肉は１cm角に切り、糀甘酒に漬ける。

2 玉ねぎは横半分に切ってから、繊維に沿って薄切りにし、薄力粉をまぶす。

3 フライパンにサラダ油を入れて中火で熱し、２をあめ色になるまで炒める。１の豚肉と水、好みで八角を加え、蓋をして20分、中火で煮る。しょうゆを加えさらに５分煮たら、ゆで卵を加えてひと煮立ちさせる。

4 ご飯を器に盛り、３をのせ、高菜の漬物を添える。

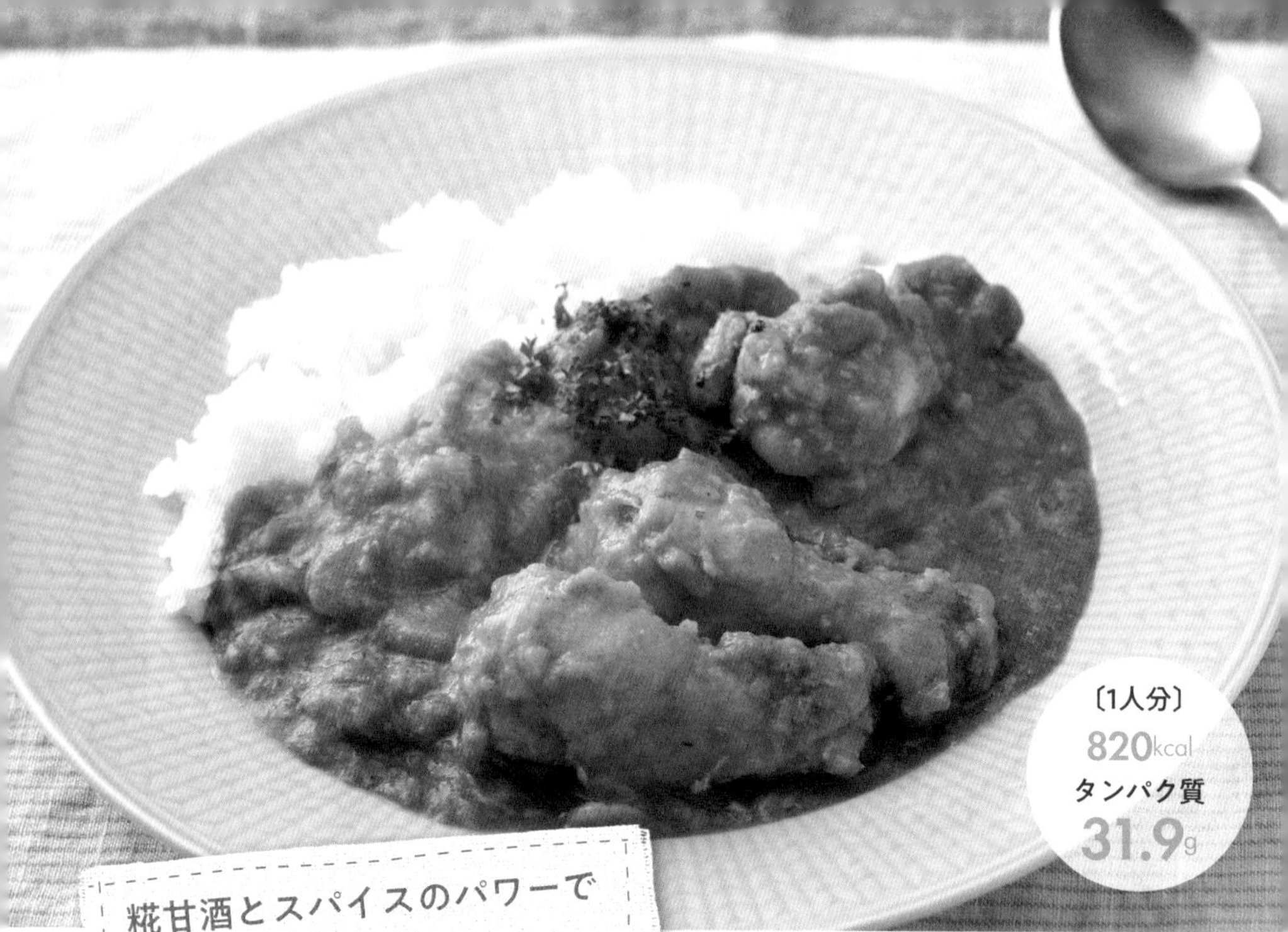

〔1人分〕
820kcal
タンパク質
31.9g

糀甘酒とスパイスのパワーで
抗酸化力もアップ！

チキンカレー

材料（2人分）

温かいご飯…適量
鶏手羽元…6本（360g）
薄力粉…大さじ1
玉ねぎ…1個
にんにく…1片
糀甘酒…120ml
トマト…1個（180g）
カレー粉…大さじ2
バター…20g
塩…小さじ1
パセリ（みじん切り）…適量

作り方

1 鶏肉は骨に沿って切り込みをひと筋入れ、全体に薄力粉をまぶす。玉ねぎ、にんにくはすりおろし、糀甘酒と一緒に鶏肉にもみ込む。トマトは粗みじん切りにする。

2 フライパンに1の具材をすべて入れて中火にかけ、煮立ったらカレー粉を入れて中火で20分煮る。

3 バターと塩を入れてひと煮立ちさせる。

4 ご飯を器に盛り、3をかけ、パセリをふる。

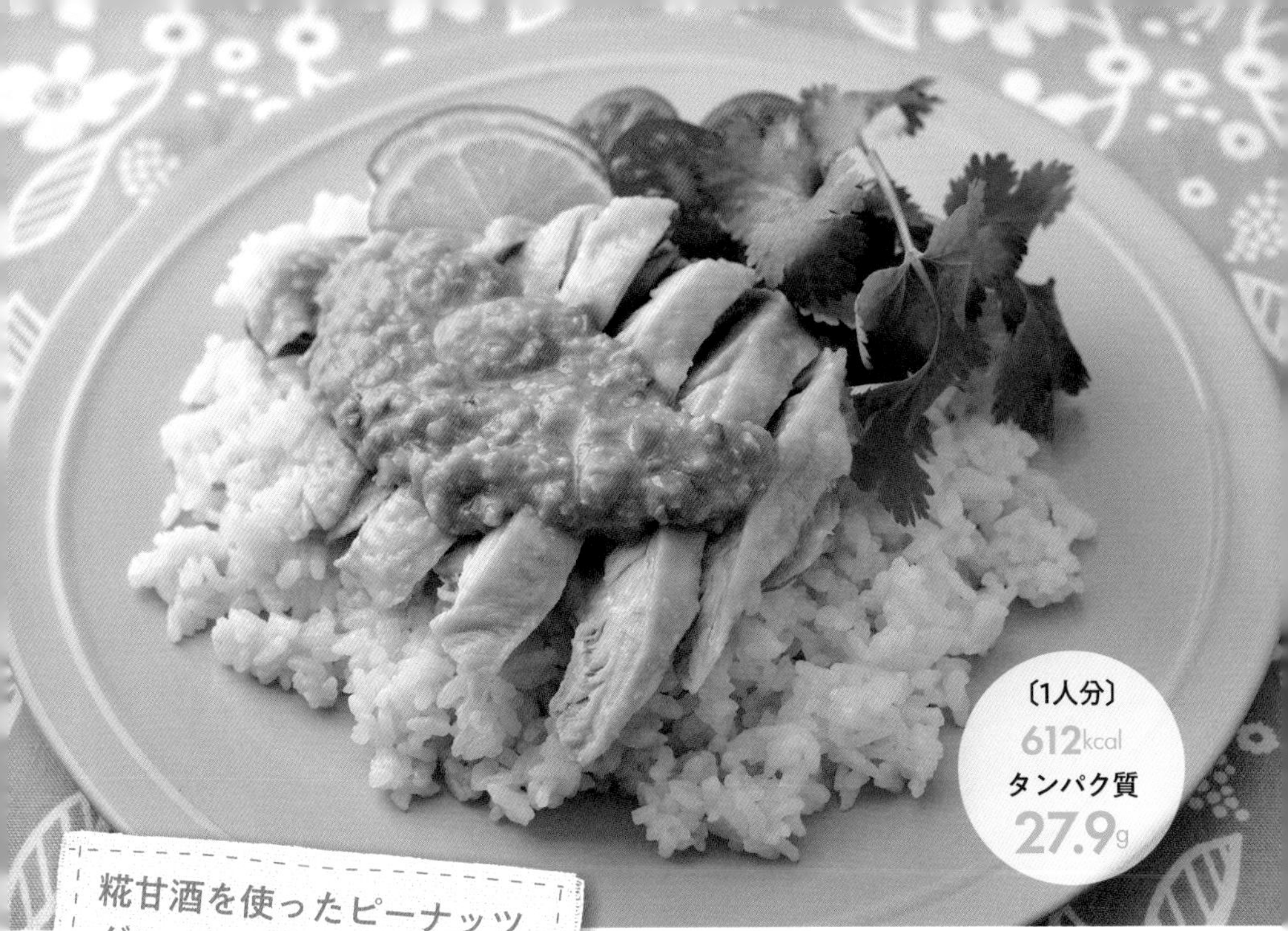

〔1人分〕
612kcal
タンパク質
27.9g

糀甘酒を使ったピーナッツダレで簡単エスニック

カオマンガイ

材料（２人分）

米…１合
鶏もも肉…１枚(250g)
糀甘酒…大さじ２
塩…小さじ１/２
しょうが(薄切り)…1枚
パクチーの根…１本分

Ⓐ ピーナッツ(みじん切り)…10g
糀甘酒…大さじ２
みそ…大さじ１
しょうが(すりおろし)…小さじ１/２
豆板醤…小さじ１/２

パクチー、ライム…各適量
ミニトマト…２個

作り方

1 米は洗い、水150ml（分量外）と一緒に炊飯器の内がまに入れて30分浸水させる。鶏肉は余分な脂をとり除き、糀甘酒をもみ込む。

2 1の内がまに塩を混ぜ、鶏肉を漬け汁ごとのせる。しょうが、パクチーの根を一緒に入れて炊飯する。

3 炊き上がったご飯を器に盛り、鶏肉をのせ、混ぜ合わせたⒶをかける。パクチー、ライム、半分に切ったミニトマトを添える。

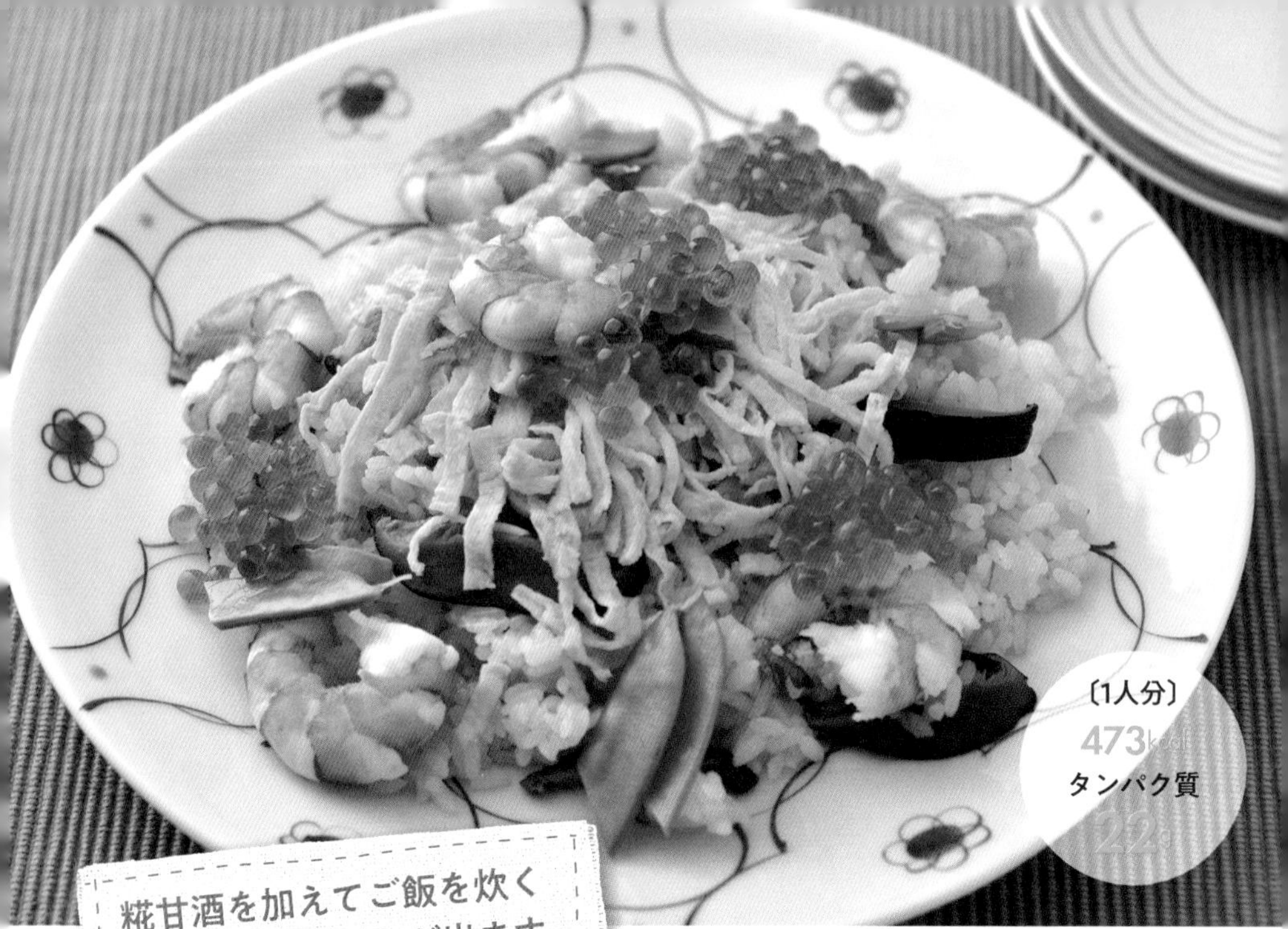

〔1人分〕
473kcal
タンパク質
22g

糀甘酒を加えてご飯を炊く
ことで酢飯にコクが出ます

ちらし寿司

材料（２人分）

米…１合
糀甘酒…大さじ３
塩…適量
ゆでえび…６尾
いくら…30g
絹さや…６枚
干ししいたけ…３本
酢…大さじ１
サラダ油…適量

Ⓐ 糀甘酒…大さじ２
しょうゆ…大さじ１

Ⓑ 卵…１個
糀甘酒…小さじ２

作り方

1 米は洗い、水140ml（分量外）と一緒に炊飯器の内がまに入れて30分浸水させる。糀甘酒、塩小さじ１/４を加えて混ぜ合わせ、炊飯する。

2 絹さやは筋をとり、塩ゆでして、斜め半分に切る。干ししいたけは水100ml（分量外）で戻し、薄切りにする。戻し汁ごと小鍋に入れ、Ⓐを加えて水けがなくなるまで中火で煮る。

3 フライパンにサラダ油を入れて中火で熱し、混ぜ合わせたⒷを入れて薄焼き卵を作り、細切りにする。

4 炊き上がった１に酢を加え、切るように混ぜ、干ししいたけも加えて混ぜる。器に盛り、えび、いくら、３の卵、絹さやをのせる。

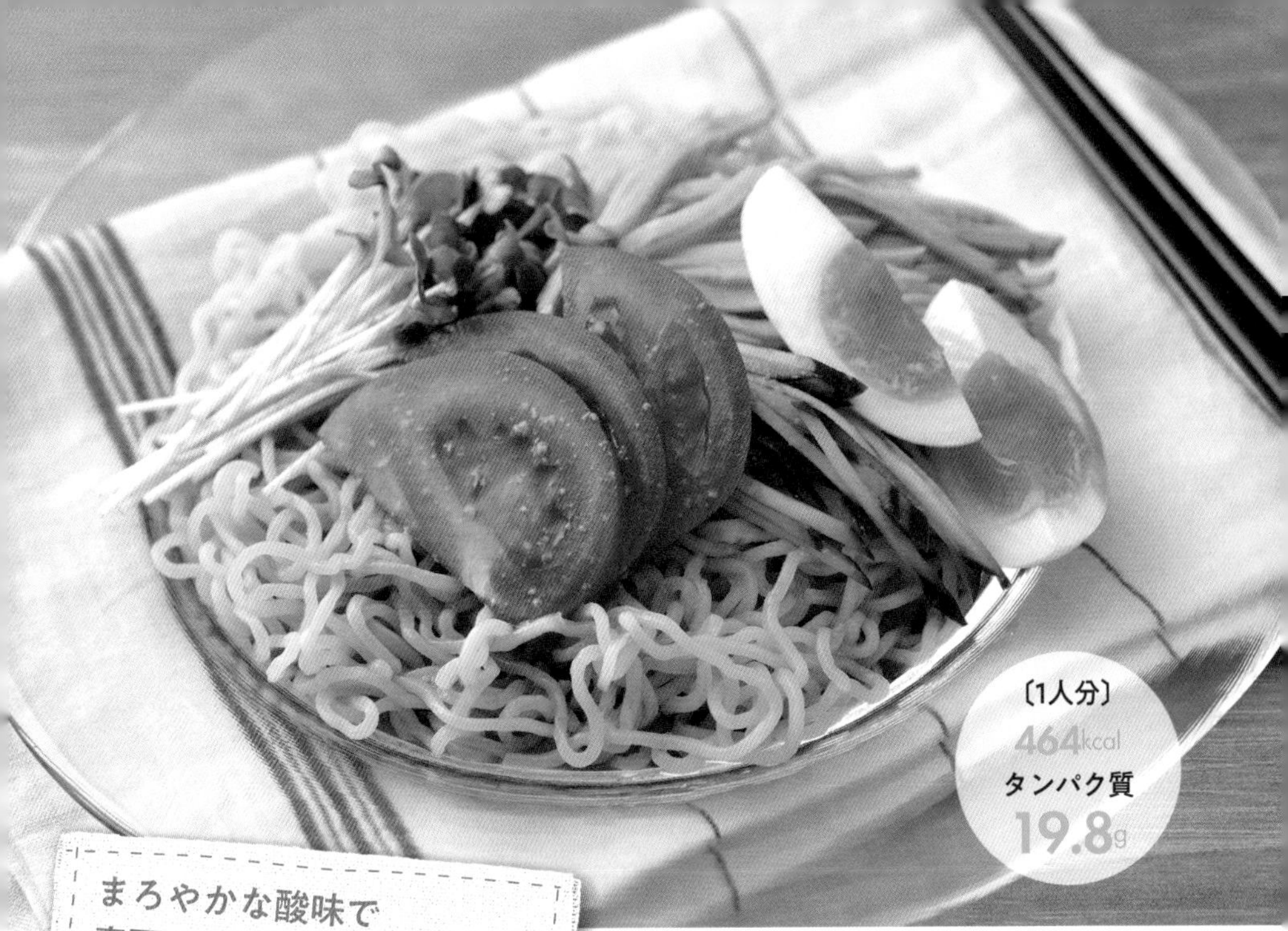

まろやかな酸味で
真夏の昼食の定番に

冷やし中華

材料（２人分）

中華麺…２玉
ハム…４枚
きゅうり…１/２本
トマト…１/２個
貝割れ菜…１パック
ゆで卵…１個

Ⓐ 糀甘酒…大さじ２
しょうゆ…大さじ２
酢…大さじ２
ごま油…小さじ１

作り方

1 ハム、きゅうりは細切りに、トマトは半月切りにする。貝割れ菜は根元を切り落とし、ゆで卵は縦に４等分に切る。

2 中華麺は袋の表示どおりにゆで、冷水にとり、水けをきる。

3 中華麺を器に盛り、１の具材をのせ、混ぜ合わせたⒶをかける。

Point

タレに糀甘酒とお酢が入っていることで、疲労回復効果もばっちり。さっぱりとしていて食べやすいので、暑くて食欲がない時期の夏バテ解消にも。

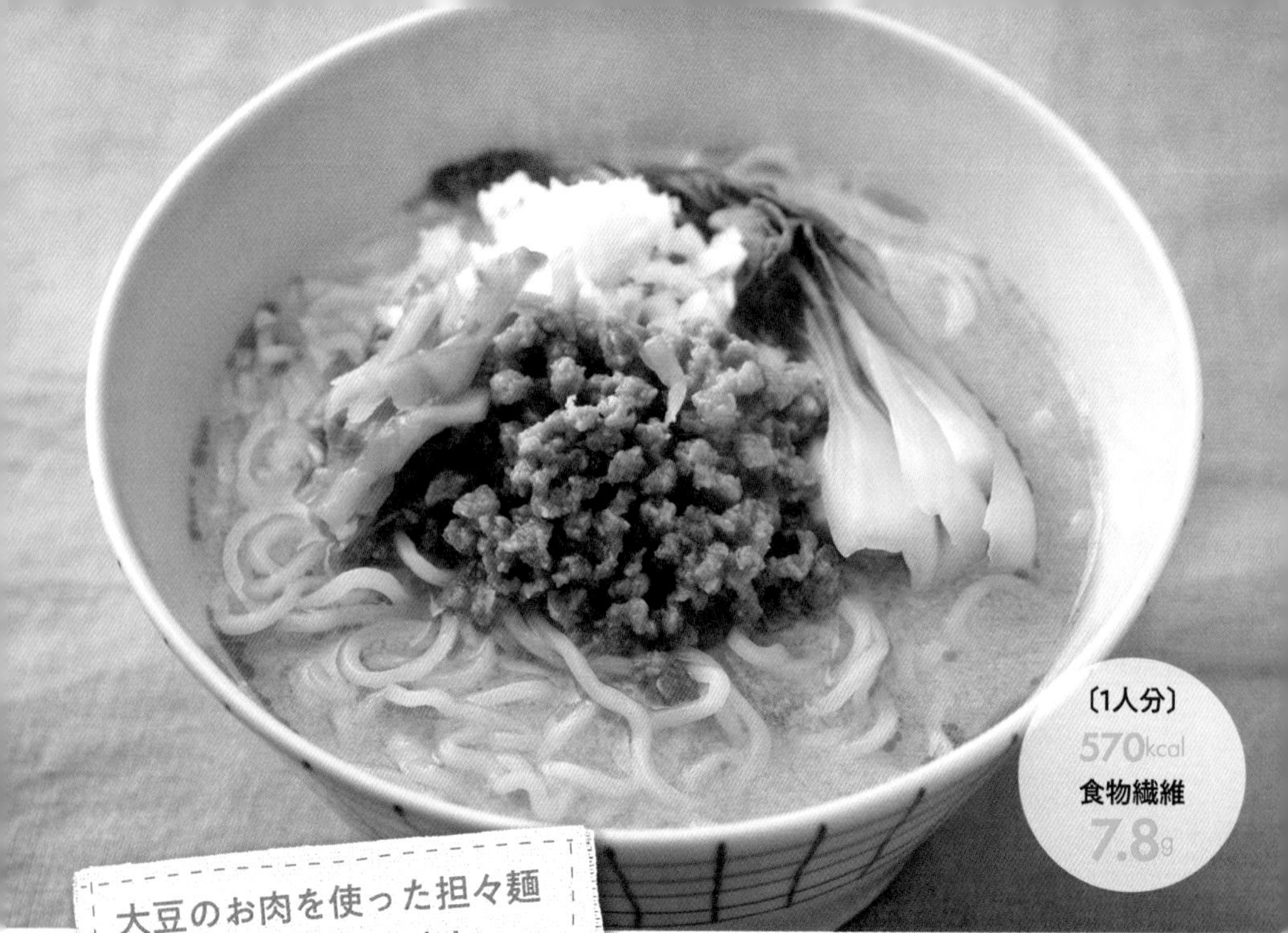

〔1人分〕
570kcal
食物繊維
7.8g

大豆のお肉を使った担々麺
食物繊維もたっぷり！

大豆のお肉の担々麺

材料（２人分）

中華麺…２玉
大豆のお肉(ミンチタイプ乾燥)…20g
糀甘酒…大さじ４
しょうゆ…大さじ２
しょうが(すりおろし)…少々
チンゲン菜…１/２株
ねぎ(みじん切り)…５cm分
ザーサイ(味付き市販のもの)…20g

Ⓐ 練りごまペースト…大さじ２
しょうゆ…小さじ２
酢…小さじ１
みそ…小さじ２

Ⓑ 鶏がらスープの素…小さじ１
熱湯…600ml
塩…小さじ１/２

サラダ油、塩…各適量
ラー油(好みで)…適量

作り方

1 大豆のお肉は熱湯で戻し、水けをきる。フライパンにサラダ油を入れて中火で熱し、大豆のお肉、糀甘酒、しょうゆ、しょうがを加え、水分がなくなるまで炒める。チンゲン菜は塩ゆでして、３～4cm長さに切る。

2 混ぜ合わせたⒶを器に入れ、Ⓑを注ぐ。

3 中華麺は袋の表示どおりにゆで、湯をきり、２に入れる。１、ねぎ、ザーサイをのせ、好みでラー油を加える。

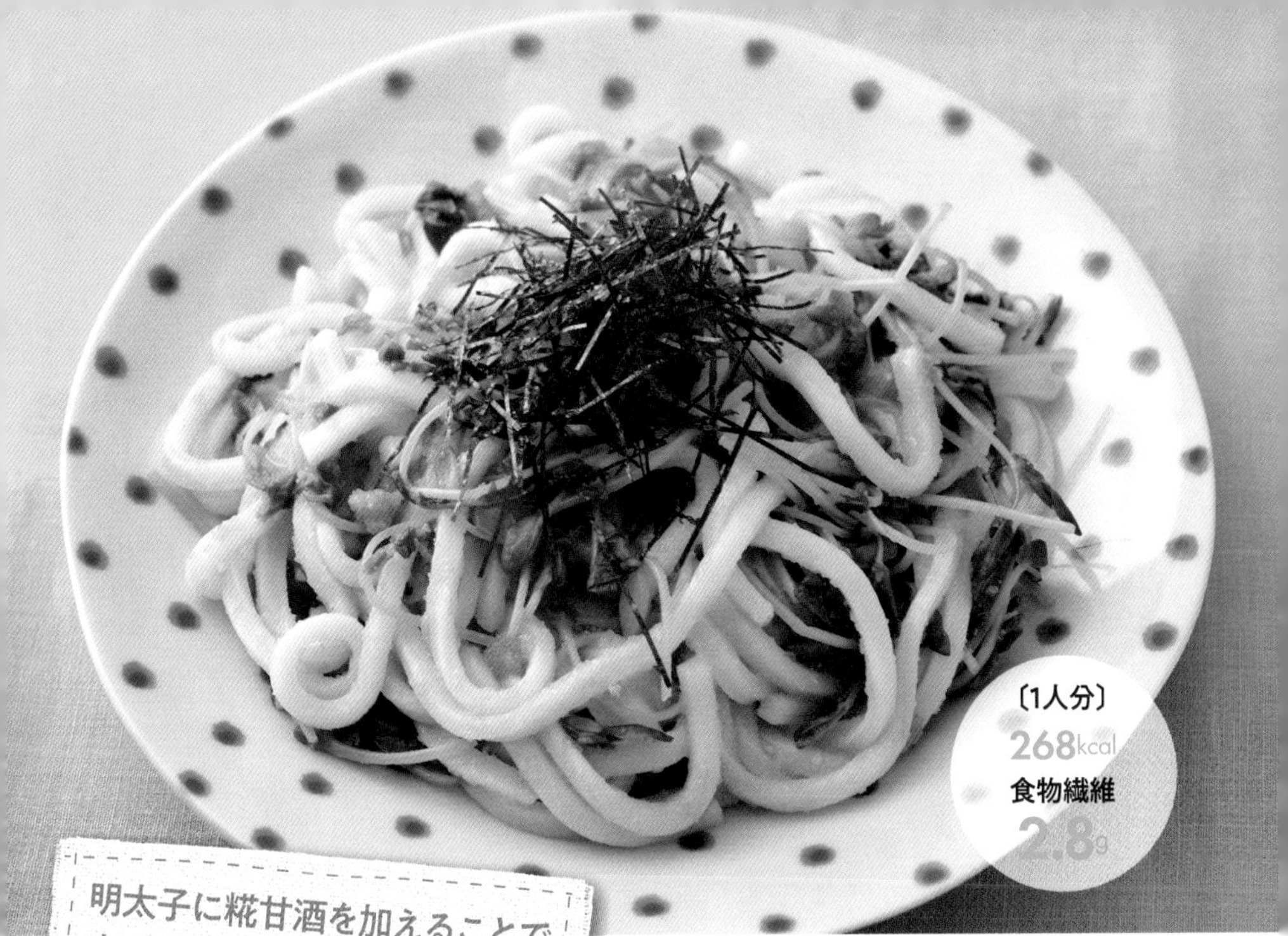

〔1人分〕
268kcal
食物繊維
2.8g

明太子に糀甘酒を加えることで
辛みもマイルドに

明太子うどん

材料（２人分）

うどん…２玉
明太子…１腹（２本/50g）
糀甘酒…大さじ２
豆苗…１株（90g）
きざみのり…適量

作り方

1 明太子は薄皮をとり、ボウルに入れて糀甘酒を加え、混ぜ合わせる。

2 うどんは袋の表示どおりにゆでる。豆苗も一緒にゆで上げ、1に加えて混ぜ合わせる。

3 2を器に盛り、きざみのりをかける。

Point
ビタミン、ミネラルがたっぷりと含まれている明太子。消化吸収がよく、即効性の高いエネルギー源であるうどんに絡めることで、手早くエネルギー補給できます。

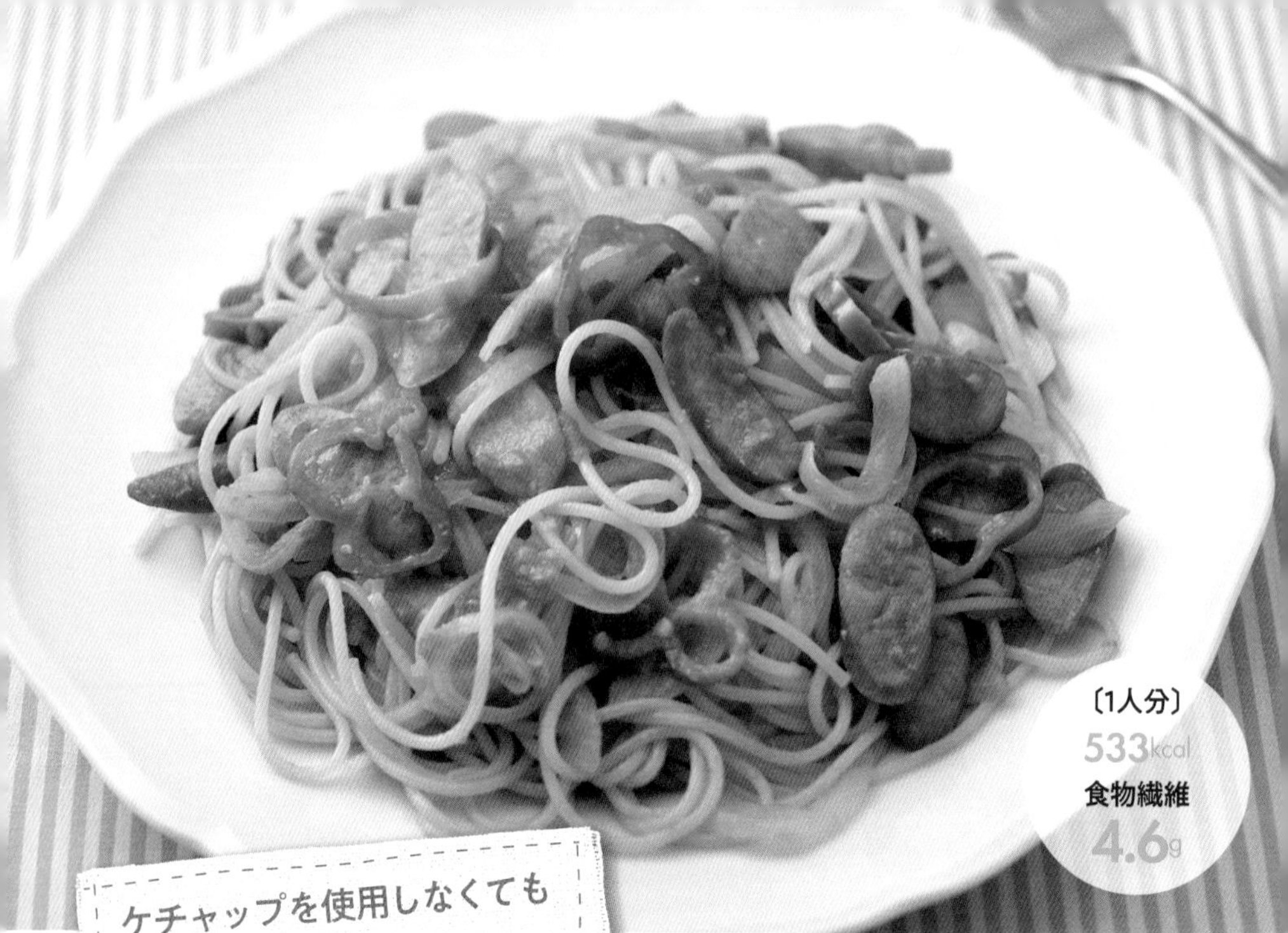

〔1人分〕
533kcal
食物繊維
4.6g

ケチャップを使用しなくても
王道の味に！

ケチャップいらずのナポリタン

材料（2人分）

スパゲッティ…160g
ウインナー…4本
玉ねぎ…1/2個
ピーマン…2個
トマト…1個(180g)
にんにく(すりおろし)…少々
糀甘酒…大さじ2
塩…小さじ1/4
粉チーズ…適量
オリーブ油…小さじ2

作り方

1 ウインナーは斜め薄切りに、玉ねぎは薄切りに、ピーマンは輪切りに、トマトはみじん切りにする。

2 たっぷりの湯に1％の塩（分量外）を加え、スパゲッティを袋の表示より1分短めにゆでる。

3 フライパンにオリーブ油を入れて中火で熱し、ウインナー、玉ねぎ、ピーマンを入れて炒め、トマト、にんにく、糀甘酒を加えて炒め合わせる。

4 ゆで上がったスパゲッティを3に加えて炒め、塩で味をととのえ、器に盛って粉チーズをかける。

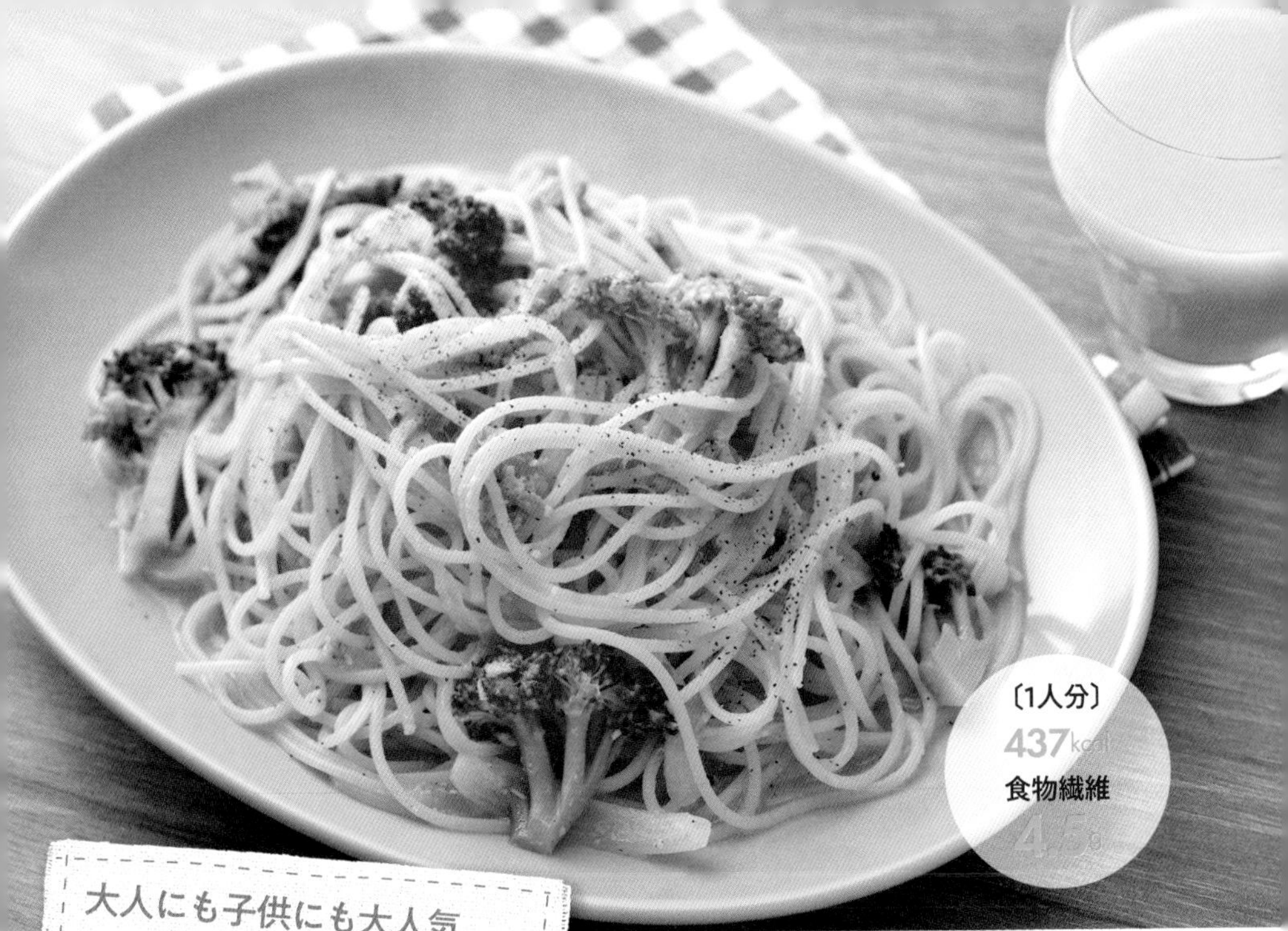

〔1人分〕
437kcal
食物繊維
4.5g

大人にも子供にも大人気
さっぱり味のクリームパスタ

糀甘酒
クリームパスタ

材料（２人分）

スパゲッティ…160g
ツナ(ノンオイル)…小１缶(70g)
玉ねぎ…１/４個
ブロッコリー…４房
にんにく…１片
バター…10g
糀甘酒…大さじ４
みそ…大さじ１
黒こしょう…少々

作り方

1 玉ねぎは薄切りに、ブロッコリーは半分に切る。にんにくはつぶしておく。

2 フライパンにバターとにんにくを入れて中火で熱し、にんにくに火が通ったら玉ねぎ、ツナを加えて炒める。糀甘酒、みそを加えて混ぜ合わせ、ソースを作る。

3 たっぷりの湯に１％の塩（分量外）を加え、スパゲッティを袋の表示より１分短めにゆでる。スパゲッティがゆで上がる３分前にブロッコリーを加え、一緒にゆでる。湯をきり、2 を加えて混ぜ合わせ、黒こしょうをふる。

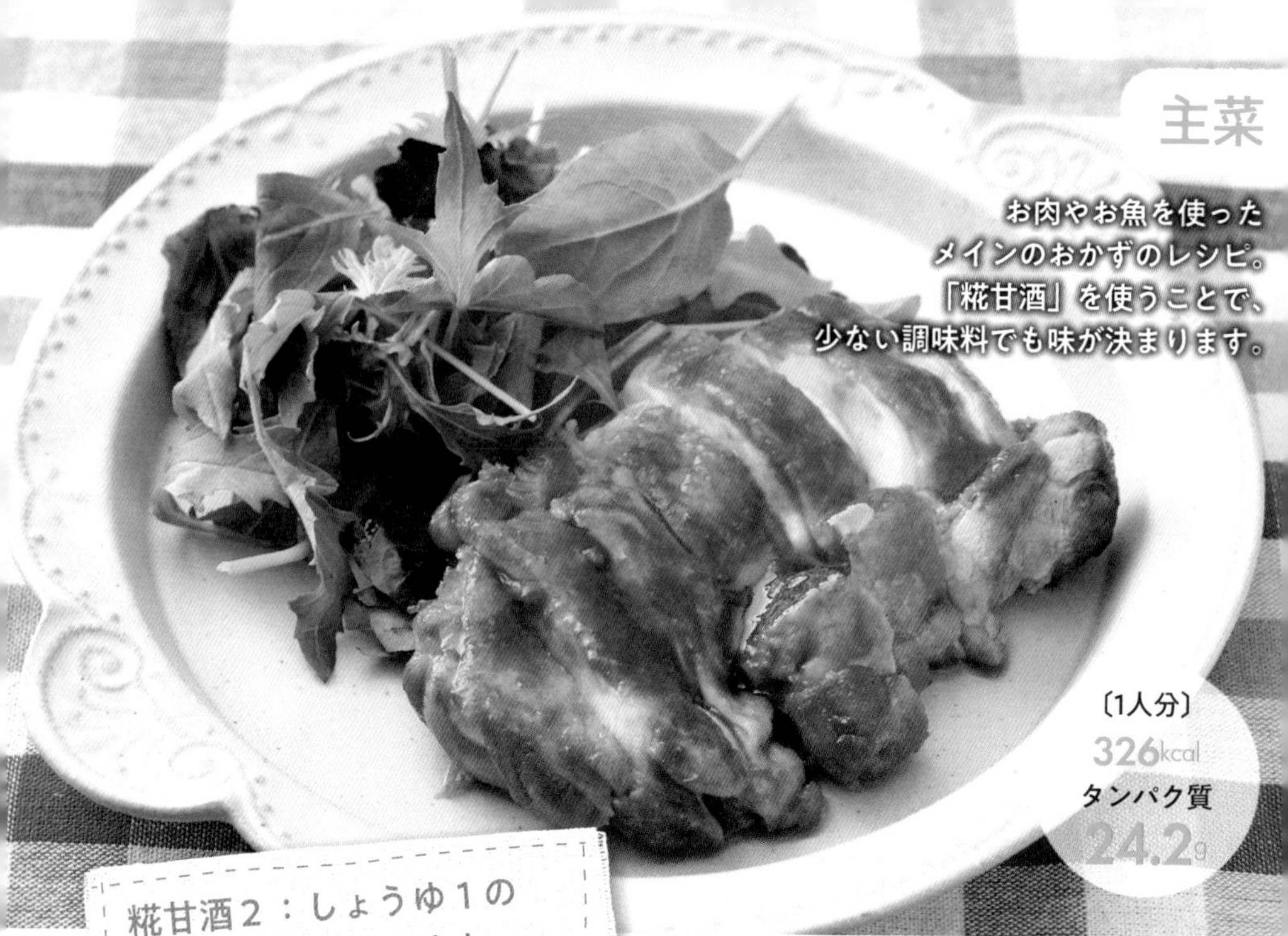

主菜

お肉やお魚を使った
メインのおかずのレシピ。
「糀甘酒」を使うことで、
少ない調味料でも味が決まります。

〔1人分〕
326kcal
タンパク質
24.2g

糀甘酒2：しょうゆ1の
黄金比で味が決まる！

ジューシー照り焼きチキン

材料（2人分）

鶏もも肉…1枚
糀甘酒…大さじ2
しょうゆ…大さじ1
ベビーリーフ…適量
サラダ油…適量

作り方

1 フライパンにサラダ油を入れて中火で熱し、皮目から鶏肉を焼く。焼き色がついたら裏返して火を通す。

2 ペーパータオルで油をふきとり、糀甘酒、しょうゆを加え、煮からめる。

3 2を器に盛り、ベビーリーフを添える。

Point

砂糖を使用するよりも味がなじみやすく、失敗なしでつくれる簡単照り焼きチキン。夕食の主菜にはもちろんのこと、お弁当のおかずにもぴったりです。

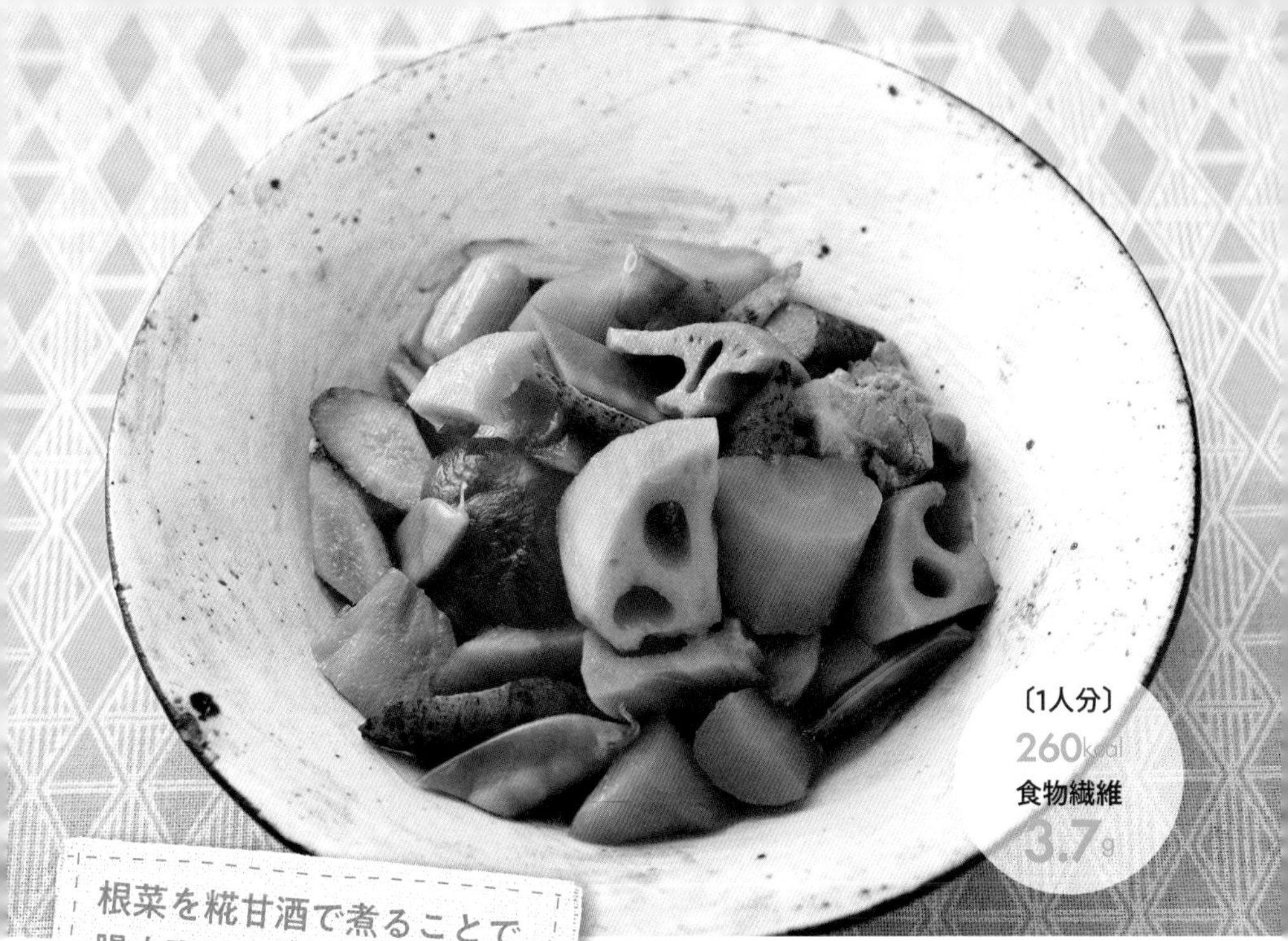

〔1人分〕
260kcal
食物繊維
3.7g

根菜を糀甘酒で煮ることで
腸内環境も改善

具材たっぷり！ 筑前煮

材料（２人分）

鶏もも肉…１/２枚
ごぼう…１/３本
にんじん…１/２本
れんこん…60g（１/２節）
しいたけ…２本
絹さや…４枚
水…400ml
糀甘酒…大さじ４
しょうゆ…大さじ２
サラダ油…小さじ１

作り方

1 鶏肉は一口大に切る。ごぼう、にんじん、れんこんは乱切りにする。しいたけは半分に切る。絹さやは筋をとる。

2 鍋にサラダ油を入れて中火で熱し、鶏肉を炒める。鶏肉の色が変わったら、絹さや以外の野菜を加えて炒める。

3 水、糀甘酒、しょうゆを加え、中火のままで12分ほど煮る。絹さやを加え、さっと煮たらできあがり。

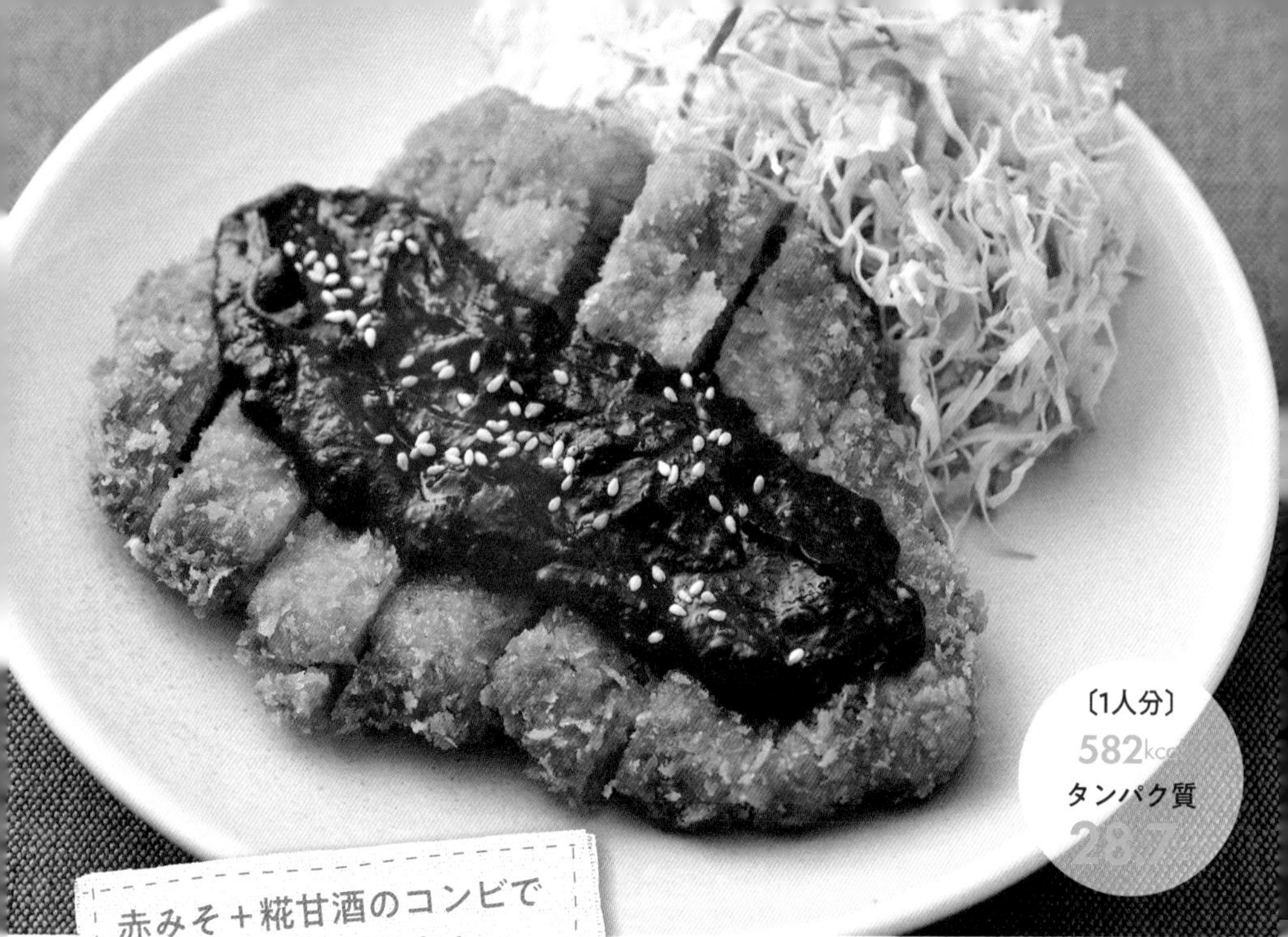

〔1人分〕
582kcal
タンパク質
28.7

赤みそ＋糀甘酒のコンビで
疲労回復効果が増す！

こってりダレのみそカツ

材料（2人分）

豚ロース肉（とんかつ用）…2枚
塩…小さじ1/2
こしょう…少々
薄力粉、溶き卵、パン粉…各適量
キャベツ（千切り）…適量
揚げ油…適量

Ⓐ **糀甘酒**…大さじ3
赤みそ…大さじ2
白いりごま…小さじ1

作り方

1 豚肉は塩、こしょうをして、薄力粉を薄くまぶす。溶き卵にくぐらせて、パン粉をつける。

2 180℃に熱した揚げ油に1を入れ、きつね色になるまで揚げる。

3 器にキャベツを盛り、2をのせ、混ぜ合わせたⒶをかける。

Point
甘めのみそダレは、赤みそと糀甘酒の効果で腸内環境の改善にも。豚肉には、“疲労回復のビタミン”と呼ばれるビタミンB1が多く含まれています。

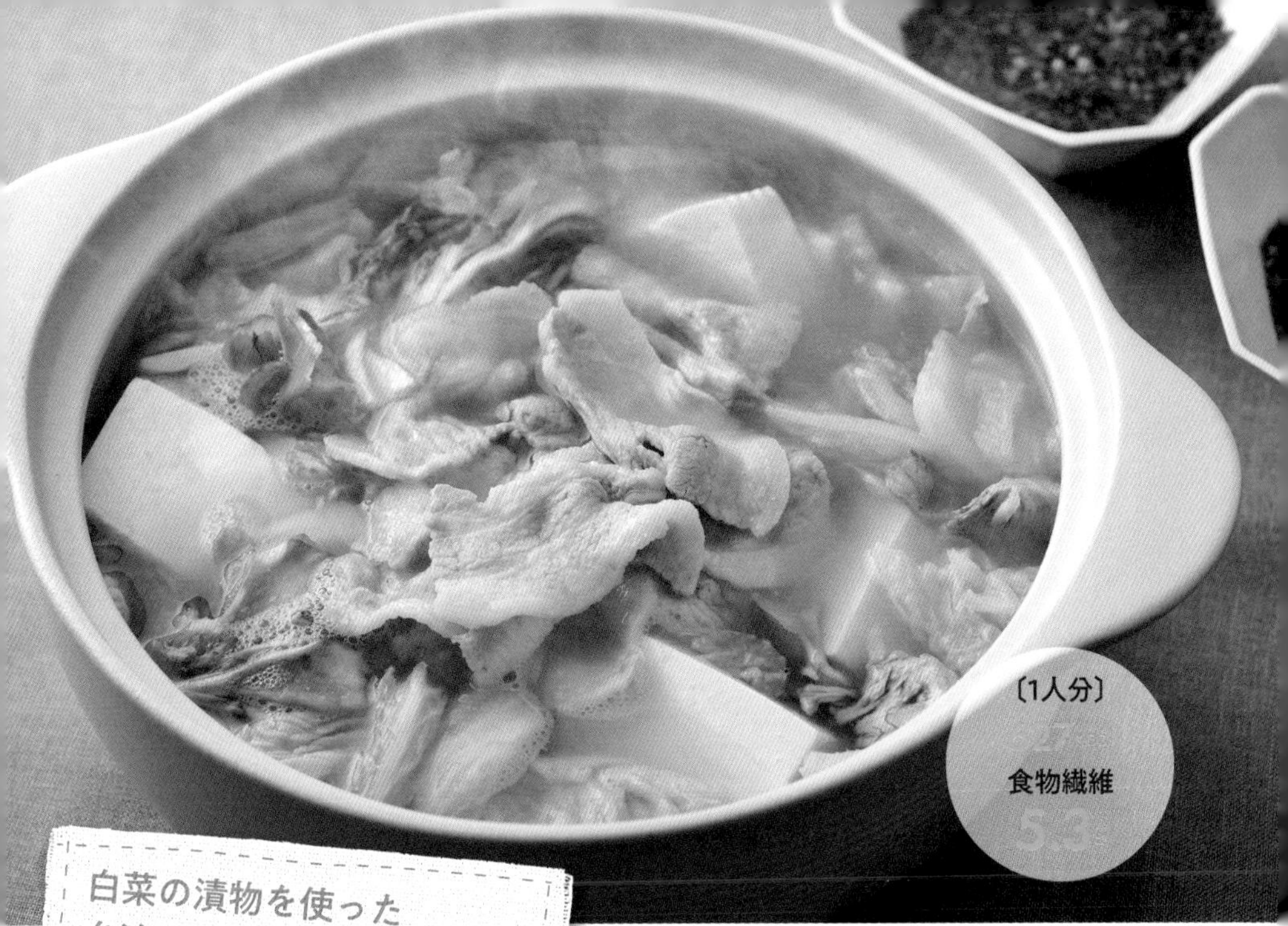

〔1人分〕
食物繊維
5.3g

白菜の漬物を使った
台湾で人気の鍋料理

酸菜白肉鍋《スワンツァイパイロウグオ》

材料（２人分）

白菜…１/４株(480g)

Ⓐ **糀甘酒…大さじ２**
塩…10g
酢…大さじ１

豚バラ薄切り肉…200g
絹豆腐…１/２丁
にんにく…１片
まいたけ…１株
水…800ml
糀甘酒…100ml
鶏がらスープの素…小さじ２

Ⓑ にら(みじん切り)…４本分
糀甘酒…大さじ４
酢…大さじ２
しょうゆ…大さじ２
ごま油…小さじ１

作り方

1 白菜は2.5cm角に切り、厚手のポリ袋に入れてⒶをもみ込み、冷蔵庫でひと晩置く。

2 豚肉は食べやすい大きさに、豆腐は一口大に切る。にんにくは薄切りに、まいたけは小房に分ける。

3 鍋に水、糀甘酒、鶏がらスープの素を入れて煮立て、1と2の具材をすべて入れて煮る。

4 混ぜ合わせたⒷにつけていただく。

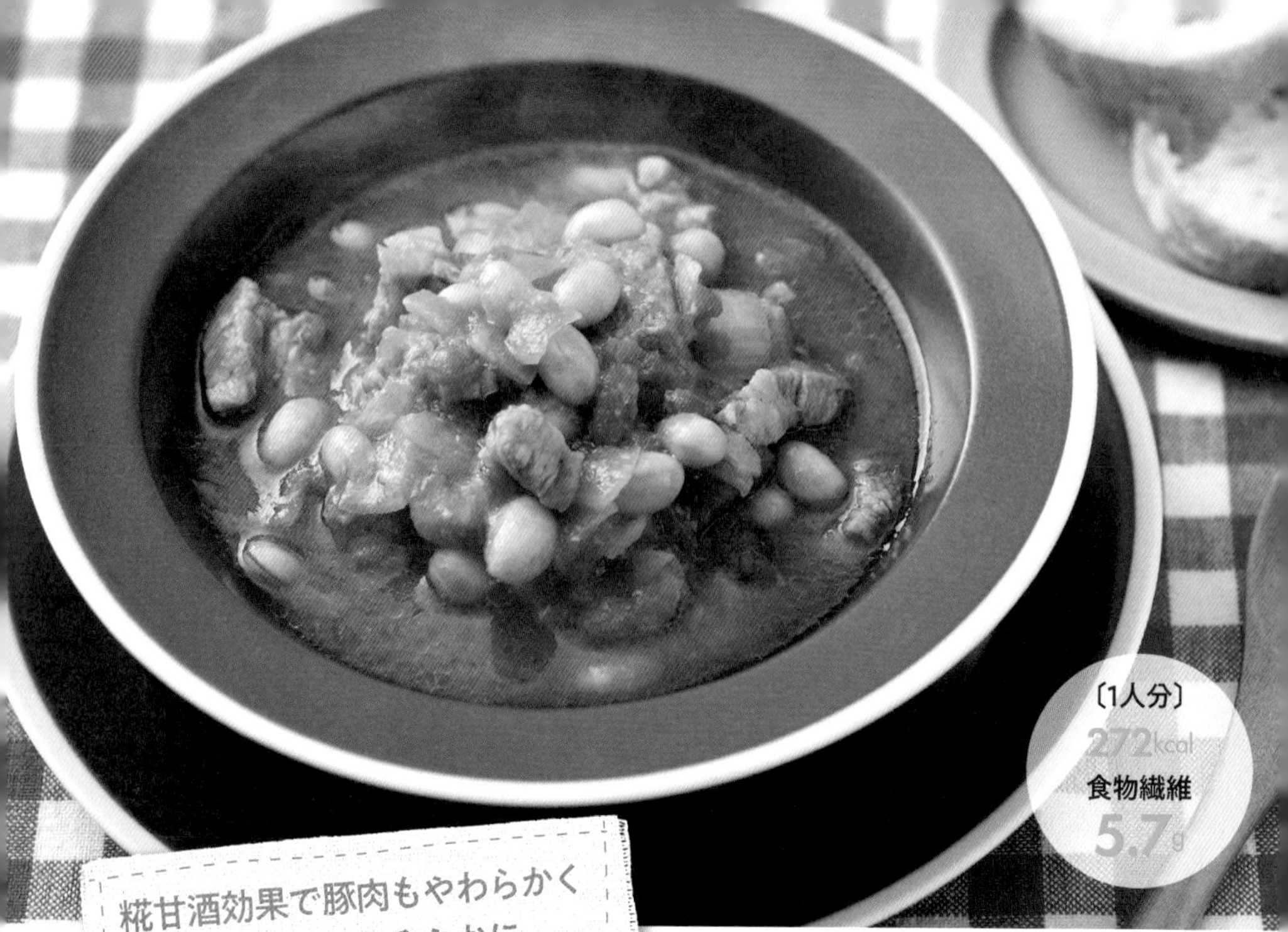

〔1人分〕
272kcal
食物繊維
5.7g

糀甘酒効果で豚肉もやわらかく
トマトの酸味もまろやかに

ポークビーンズ

材料（2人分）

豚肩ロース肉…1枚(100g)
玉ねぎ…1/2個
にんにく…1片
大豆(水煮)…100g
トマト缶(カットタイプ)…1/2缶(200g)
水…100ml
糀甘酒…大さじ2
塩…小さじ1/2
オリーブ油…適量
バゲット(好みで)…適量

作り方

1 豚肉は2cm角に、玉ねぎは1cm角に切る。にんにくはつぶしておく。

2 鍋にオリーブ油、にんにくを入れて弱火で熱し、にんにくが透き通るまで炒める。玉ねぎを加えて炒め、しんなりしたら豚肉を加えて炒める。

3 大豆、トマト、水、糀甘酒、塩を入れ、蓋をして弱火で30分ほど煮る。

4 器に盛り、好みでバゲットを添え、つけていただく。

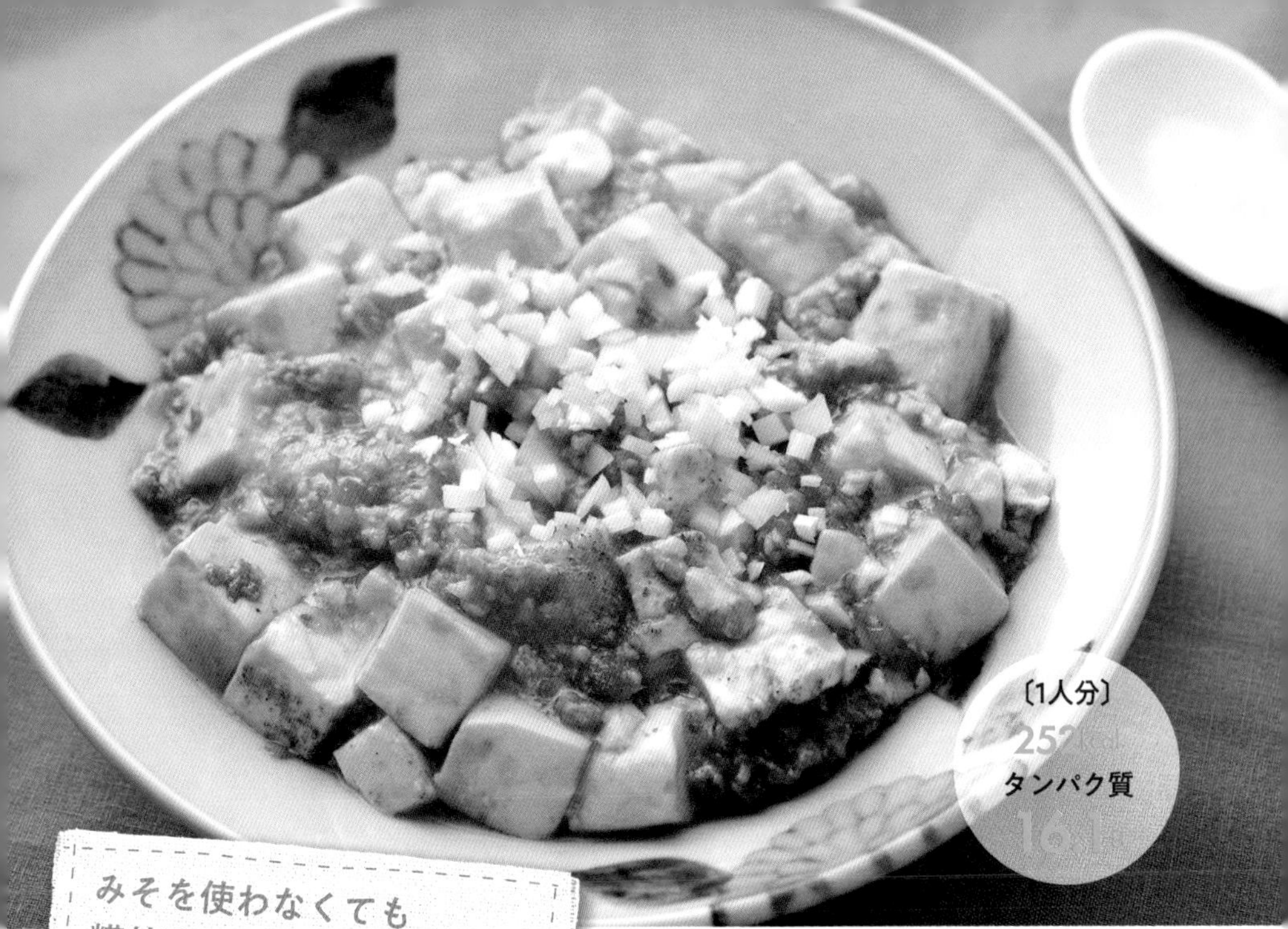

みそを使わなくても
糀甘酒で充分コクが出る

麻婆豆腐

材料（2人分）

豚ひき肉…80g
絹豆腐…1丁
にんにく…1片
しょうが…1かけ
ねぎ…5cm
豆板醤…小さじ1/2
水…150ml
糀甘酒…大さじ3
しょうゆ…大さじ1と1/2
サラダ油…適量
花椒（好みで）…適量

Ⓐ 水…大さじ1
片栗粉…大さじ1

作り方

1 豆腐は2cm角に切る。にんにく、しょうが、ねぎはみじん切りにする。

2 フライパンにサラダ油を入れて中火で熱し、にんにく、しょうが、豆板醤を炒める。香りが出たらひき肉を加えて炒め、肉の色が変わったら、水、糀甘酒、しょうゆを入れる。ひと煮立ちしたら豆腐を入れ、再び煮立ったら混ぜ合わせたⒶでとろみをつける。

3 ねぎを加え、好みで花椒をかける。

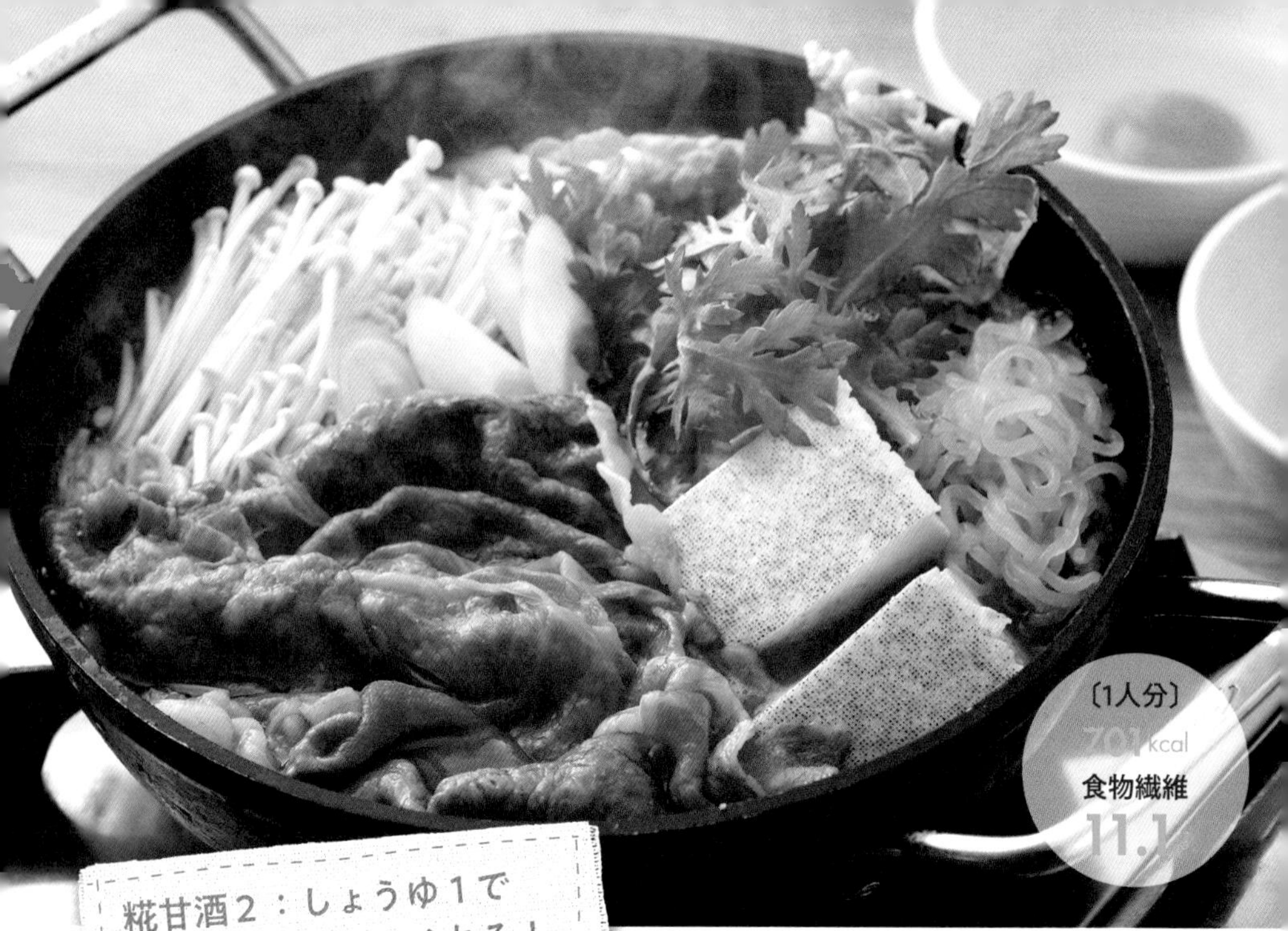

〔1人分〕
701kcal
食物繊維
11.1

糀甘酒2：しょうゆ1で
簡単に割り下がつくれる！

すき焼き

材料（2人分）

牛肩ロース薄切り肉（すき焼き用）…200g
焼き豆腐…1/2丁
しらたき…1/2袋
ねぎ…1本
白菜…3枚
春菊…1/2束
えのきだけ…1袋
牛脂（またはサラダ油）…適量
卵（好みで）…2個
Ⓐ 糀甘酒…200ml
しょうゆ…100ml

作り方

1 牛肉は長さ半分に切る。焼き豆腐は一口大に切る。しらたきは下ゆでして食べやすい長さに切る。ねぎは1cm幅の斜め薄切りに、白菜、春菊はざく切りにする。

2 浅めの鍋に牛脂（またはサラダ油）を入れて中火で熱し、牛肉をさっと焼く。Ⓐを加え、残りの具材を入れて煮る。

3 好みで溶き卵にからめていただく。

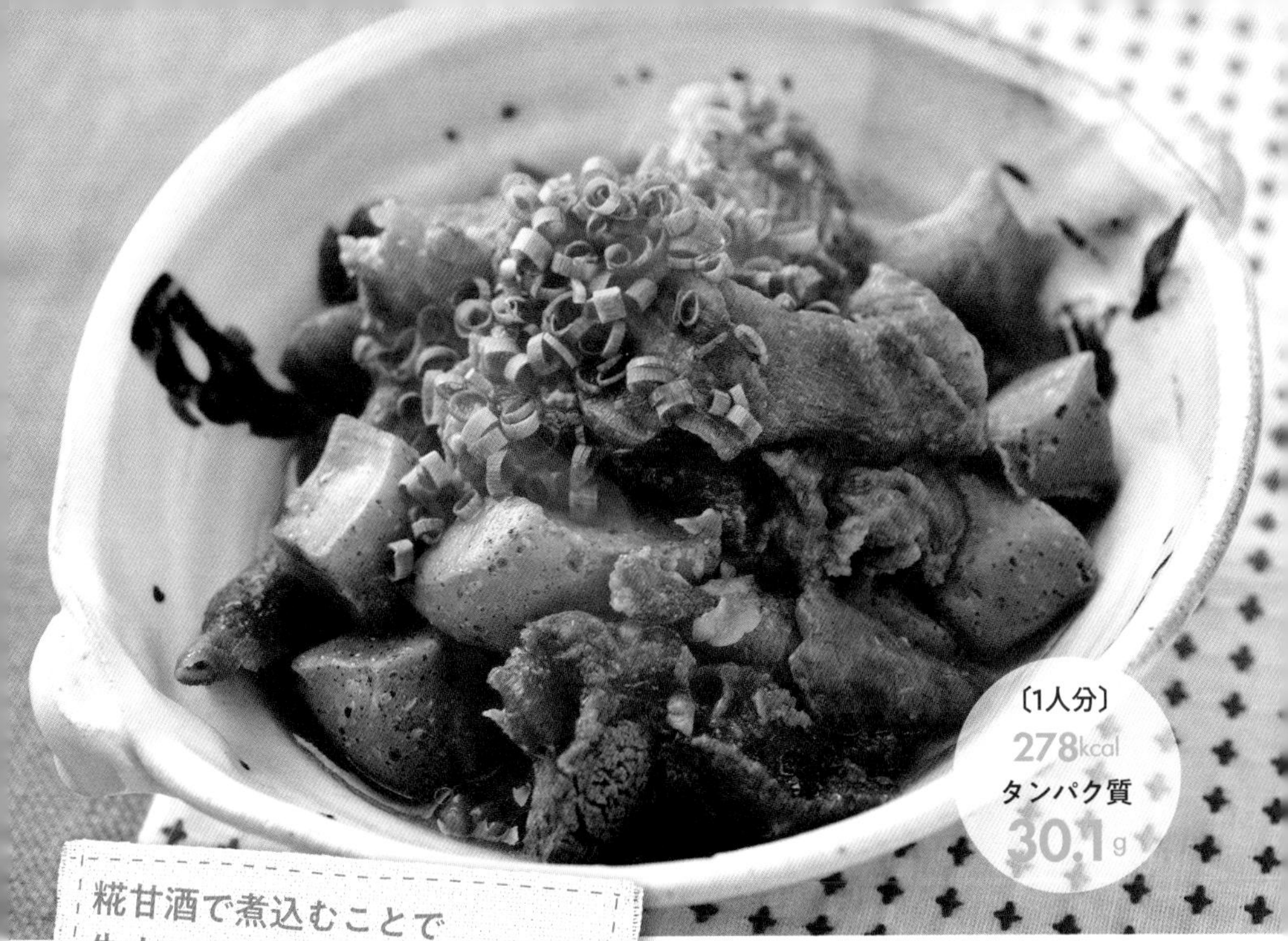

〔1人分〕
278kcal
タンパク質
30.1g

糀甘酒で煮込むことで
牛すじ肉が驚くほどやわらかに

牛すじの とろとろ煮込み

材料（２人分）

牛すじ肉…200g
こんにゃく…１/２枚
水…適量
糀甘酒…200ml
しょうゆ…１/２カップ
小ねぎ(小口切り)…２本

作り方

1 鍋に湯を沸かし、牛すじ肉を入れる。色が変わるまで煮たら、水で洗い流してアクをとり、２cm 角に切る。こんにゃくはスプーンで小さめの一口大にちぎり、熱湯で３分ゆでる。

2 鍋に 1 とかぶるぐらいの水を入れ、弱火で１時間ほど煮る。途中、水がなくなったら、ひたひたになるように足していく。

3 糀甘酒、しょうゆを加え、さらに30分～１時間ほど、煮汁が半分くらいになるまで煮る。

4 3 を器に盛り、小ねぎを散らす。

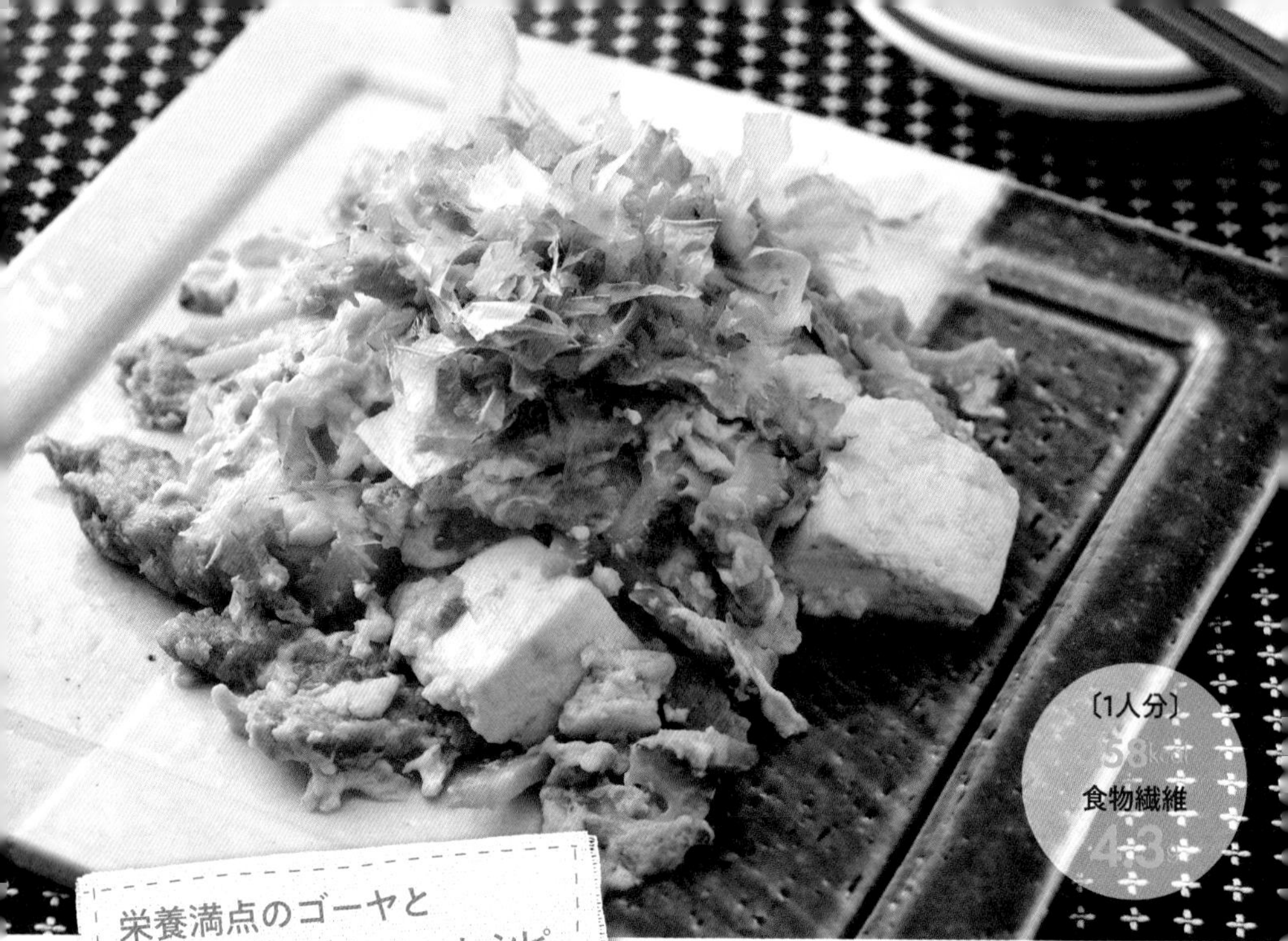

〔1人分〕
58kcal
食物繊維
4.3g

栄養満点のゴーヤと
大豆のお肉のヘルシーレシピ

大豆のお肉のゴーヤチャンプルー

材料（２人分）

大豆のお肉（フィレタイプ乾燥）…30g
糀甘酒…大さじ２
しょうゆ…小さじ２
木綿豆腐…１/２丁
ゴーヤ…１/２本
溶き卵…２個分
塩…ひとつまみ
かつおぶし…３g
サラダ油…小さじ２

作り方

1 大豆のお肉は熱湯で戻し、水けをきり、糀甘酒としょうゆをまぶす。豆腐は水けをきり、手で大きめにちぎる。ゴーヤは縦半分に切り、種とわたをとり、２～３mm幅に切る。

2 フライパンにサラダ油を入れて中火で熱し、大豆のお肉とゴーヤを炒める。ゴーヤが透き通ってきたら豆腐を加え、温まったら溶き卵を一気に入れてざっくりと炒め合わせる。

3 塩で味をととのえ、かつおぶしをかける。

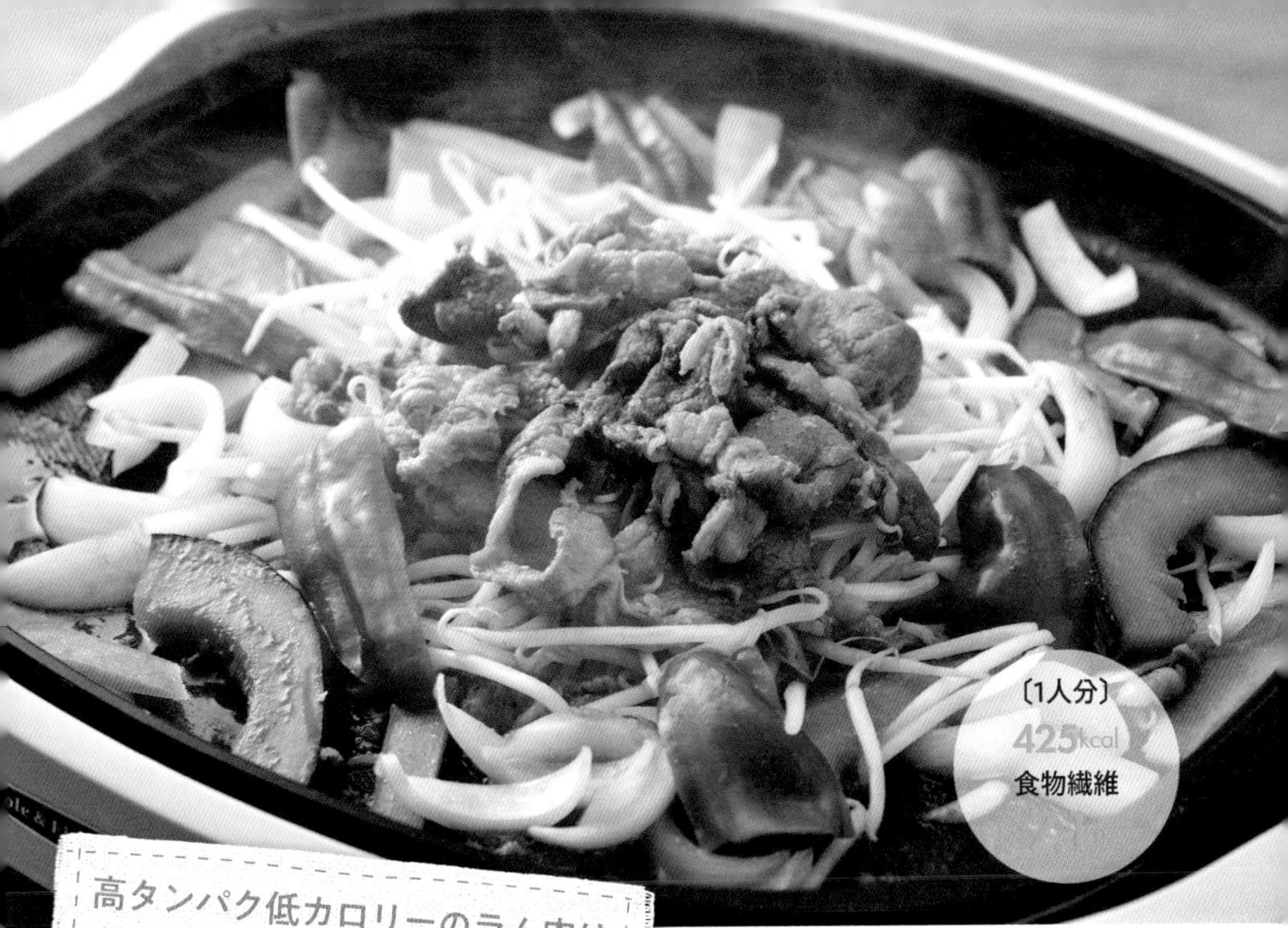

高タンパク低カロリーのラム肉は
ダイエットにもおすすめ

ジンギスカン

材料（2人分）

ラム薄切り肉…200g
玉ねぎ…1/2個
ピーマン…2個
かぼちゃ…1/8個
にんじん…1/2本
もやし…1袋
サラダ油…適量

Ⓐ **糀甘酒…大さじ3**
しょうゆ…大さじ1
みそ…小さじ1
にんにく(すりおろし)…小さじ1/2
しょうが(すりおろし)…小さじ1/2

作り方

1 ラム肉は食べやすい大きさに切り、混ぜ合わせたⒶに漬け込んでおく。玉ねぎは2cm幅の薄切りに、ピーマンは縦4等分に切る。かぼちゃは1.5mm幅の薄切りに、にんじんは5mm幅の短冊切りにする。

2 フライパンまたはホットプレートにサラダ油を熱し、ラム肉を漬け汁ごと入れる。軽く炒めたら端に寄せ、かぼちゃと玉ねぎを先に焼き、火が通ってきたら残りの野菜を入れ、ラム肉を野菜の上にのせて一緒に焼く。

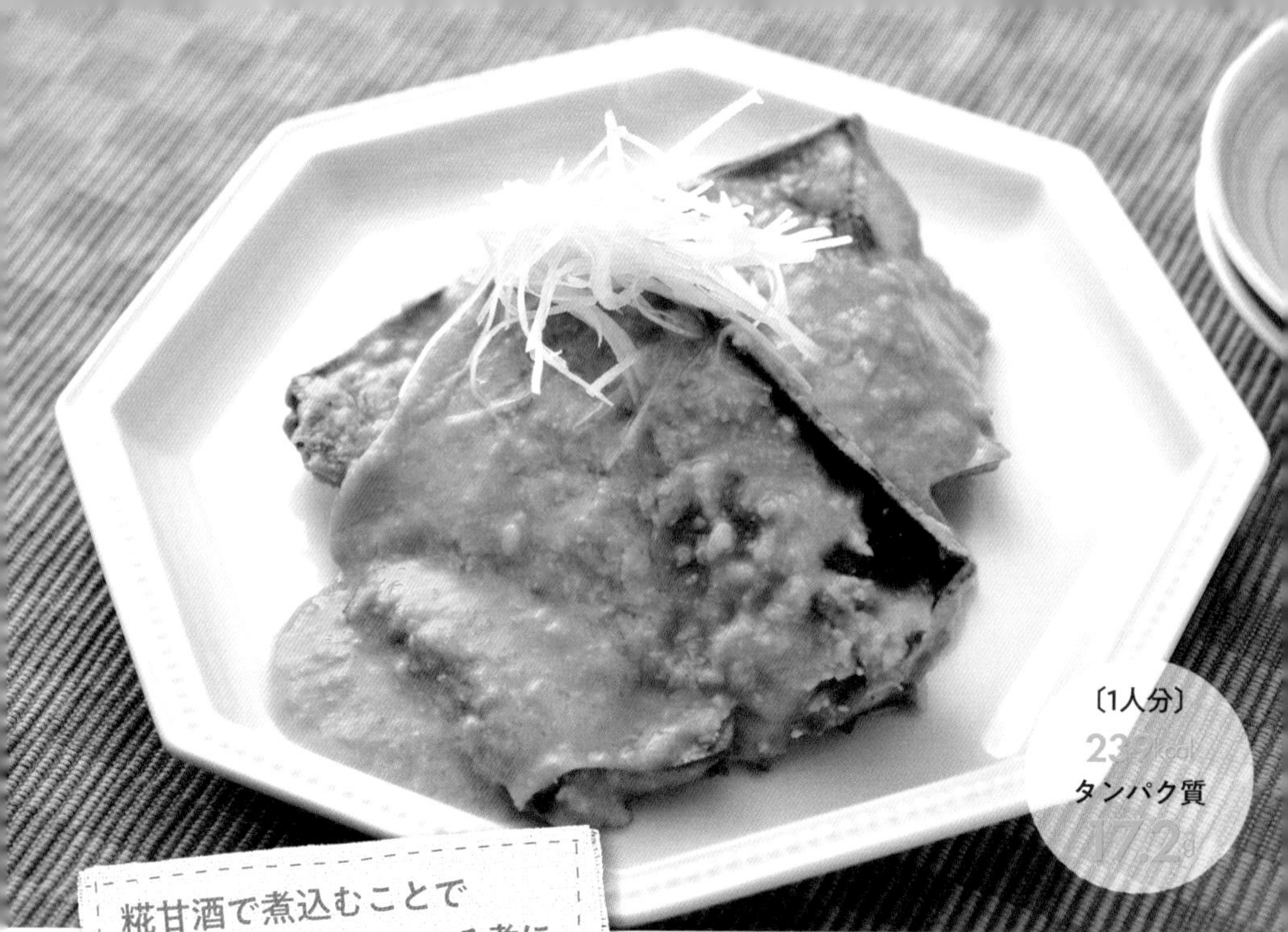

〔1人分〕
239kcal
タンパク質
17.2g

糀甘酒で煮込むことで
ふっくらとおいしいみそ煮に

さばのみそ煮

材料（2人分）

さば(切り身)…2切れ
しょうが(薄切り)…4枚
水…300ml
Ⓐ 糀甘酒…大さじ4
みそ…大さじ2

作り方

1 さばは皮目に切り込みを入れて熱湯にさっとくぐらせ、水でぬめりや血を洗い流す。

2 鍋にしょうがと水を入れて煮立たせ、さばを、皮を上にして入れる。中火で5分ほど煮たら混ぜ合わせたⒶを加え、落とし蓋をして10分ほど煮る。

Point
さばに含まれるEPAやDHAには、悪玉コレステロールや中性脂肪を減らし、善玉コレステロールを増やす効果あり。糀甘酒で煮込むことで、身もやわらかくなります。

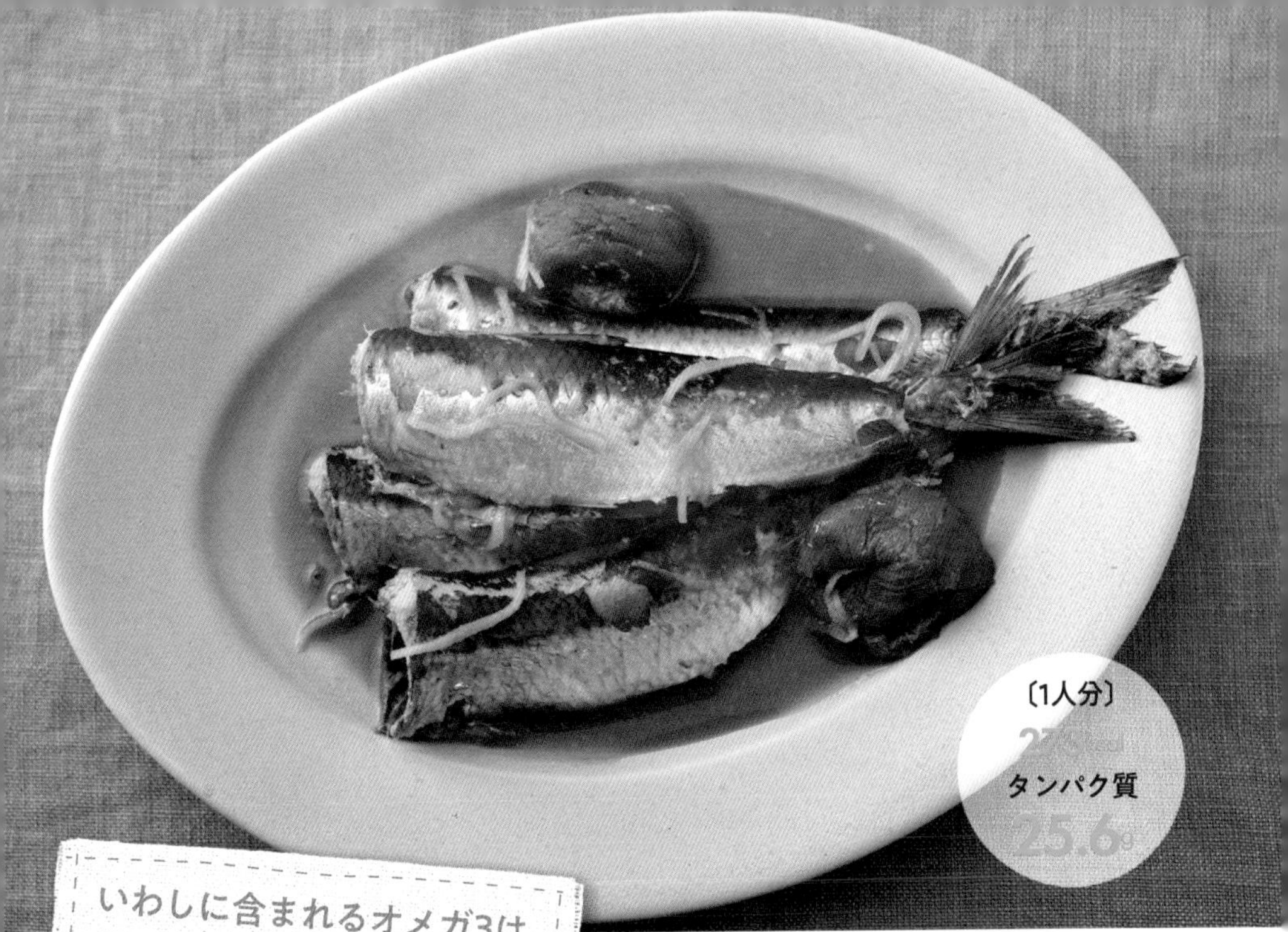

〔1人分〕

[illegible]kcal

タンパク質

25.6g

いわしに含まれるオメガ3は
生活習慣病の予防にも

いわしのさっぱり梅煮

材料（２人分）

いわし…６尾(250g)

しょうが…１かけ

梅干し…２個

Ⓐ 糀甘酒…100ml

しょうゆ…大さじ１

水…200ml

作り方

1 いわしは頭と内臓をとる。しょうがは千切りにする。

2 鍋にⒶを入れて煮立たせ、いわし、しょうが、梅干しを入れ、落とし蓋をして中火で10分ほど煮る。

Point

栄養価が高くヘルシーないわしは、6月～10月の旬の時期にぜひ食べたい食材。梅干しに含まれるクエン酸には、免疫力アップと疲労回復効果もあります。

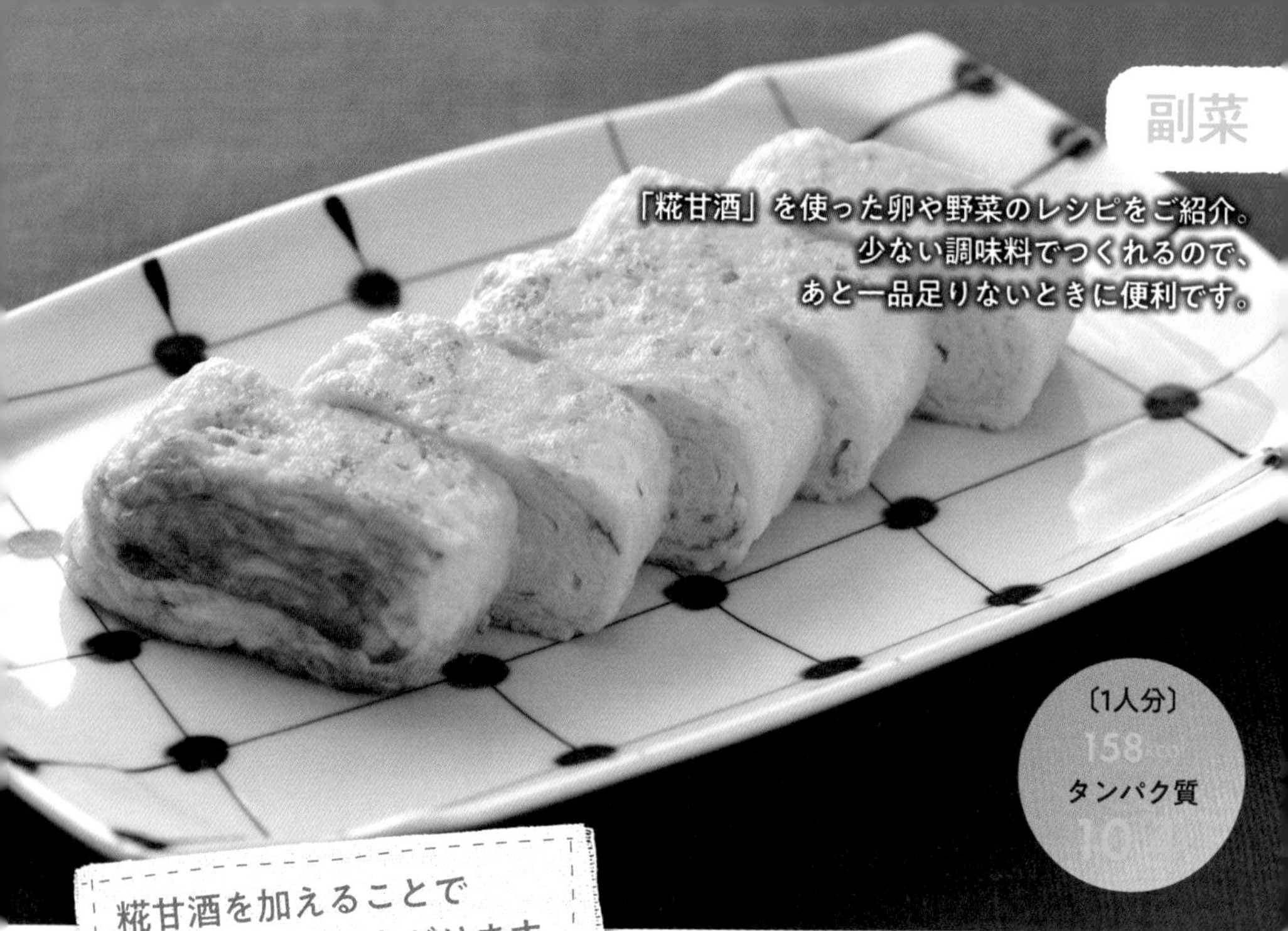

副菜

「糀甘酒」を使った卵や野菜のレシピをご紹介。
少ない調味料でつくれるので、
あと一品足りないときに便利です。

〔1人分〕
158kcal
タンパク質
10

糀甘酒を加えることで
ふっくらと焼き上がります

ふわふわ卵焼き

材料（2人分）

卵…3個
糀甘酒…大さじ2
塩…少々
サラダ油…適量

作り方

1 ボウルに卵を割り入れ、糀甘酒と塩を加えて混ぜ合わせる。

2 卵焼き器にサラダ油を薄く塗って中火で熱し、1を少しずつ流し入れて手前から巻き、卵焼きをつくる。

Point
砂糖で作ると味が決まりづらい卵焼きも、糀甘酒を使うことでお悩み解消！　少し甘めの味付けなので、子供受けもばっちり。お弁当には欠かせない一品です。

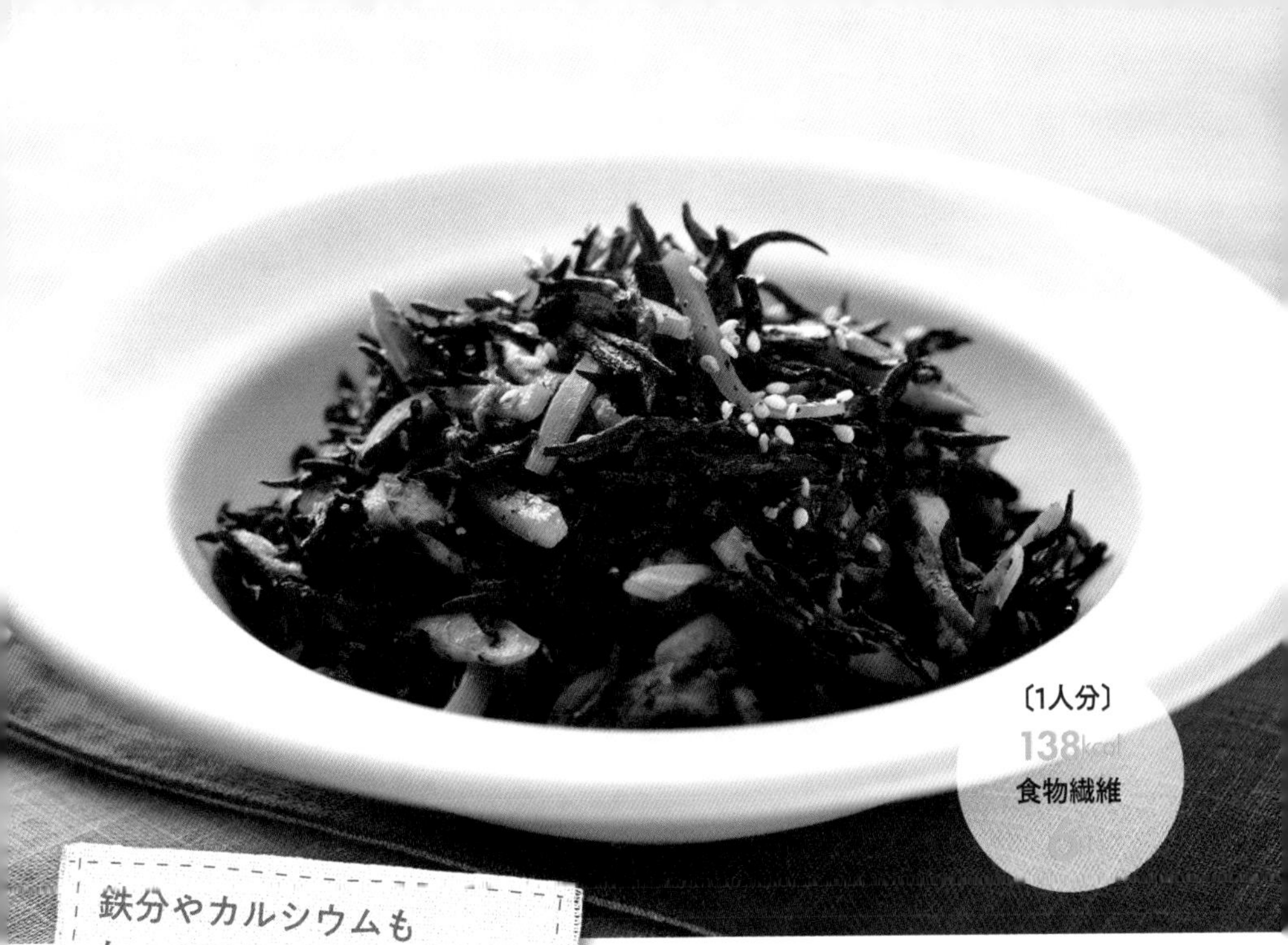

〔1人分〕
138kcal
食物繊維

鉄分やカルシウムも
しっかり摂れる

ひじきの煮物

材料（2人分）

ひじき（乾燥）…20g
油揚げ…1枚
にんじん…1/4本
さやいんげん…2本
糀甘酒…大さじ4
しょうゆ…大さじ3
水…100ml
サラダ油…適量
白いりごま…適量

作り方

1 ひじきは水（分量外）で戻し、水けをしっかりきる。油揚げ、にんじんは細切りに、さやいんげんは斜め薄切りにする。

2 フライパンにサラダ油を入れて中火で熱し、油揚げを入れて炒める。ひじき、にんじん、さやいんげんを加えて炒め、糀甘酒、しょうゆ、水を加え、汁けがなくなるまで煮る。

3 2を器に盛り、白いりごまをふる。

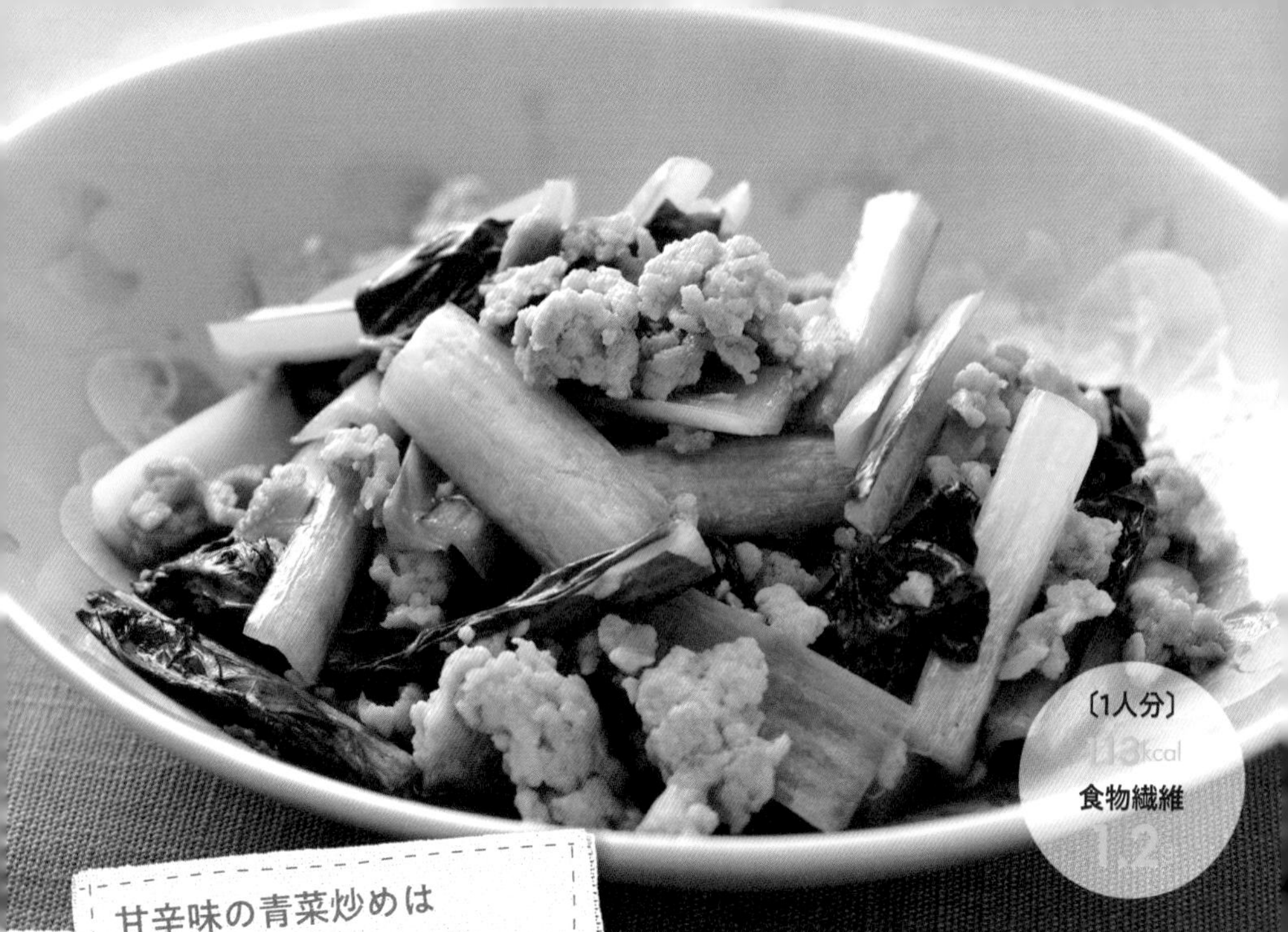

〔1人分〕
113kcal
食物繊維
1.2

甘辛味の青菜炒めは
子供にも大人気の一品

小松菜とそぼろの炒め物

材料（２人分）

鶏ひき肉…80g
小松菜…１/２束
糀甘酒…大さじ１
しょうゆ…大さじ１/２
ごま油…小さじ１

作り方

1 小松菜は３～４cm長さに切る。

2 フライパンにごま油を入れて中火で熱し、ひき肉を炒める。小松菜を入れて炒め、糀甘酒、しょうゆを加えて炒め合わせる。

Point
小松菜には、実はカルシウムがたっぷり！　鉄分、葉酸なども多く含まれているので、貧血の予防にもなります。手軽につくれるので、あと一品足りないときなどにも。

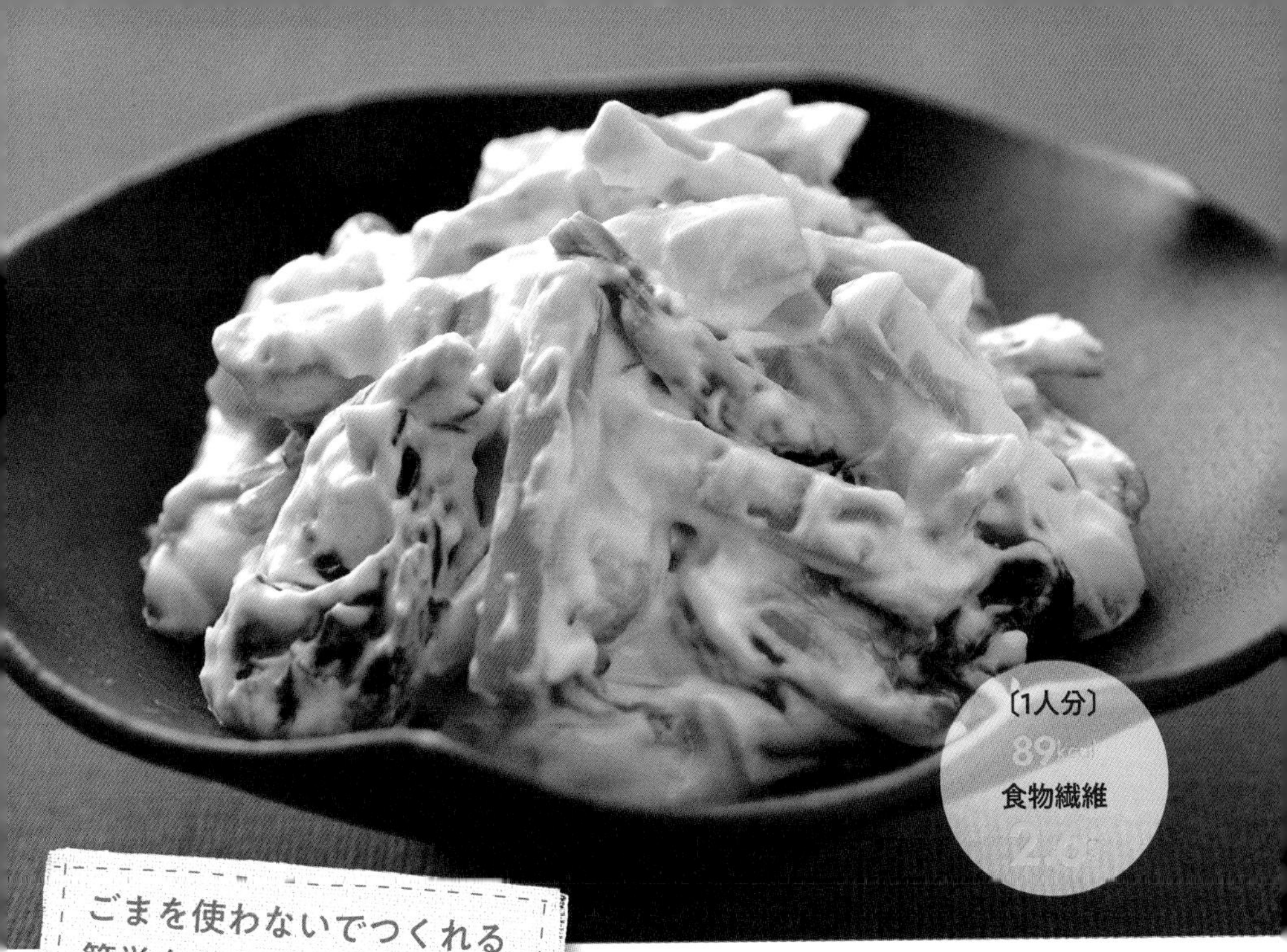

ごまを使わないでつくれる
簡単白あえ

ほうれん草の白あえ

材料（２人分）

木綿豆腐…１/２丁
ほうれん草…１/２束
にんじん…１/４本
塩…少々
Ⓐ 糀甘酒…大さじ２
塩…小さじ１/４

作り方

1 豆腐はペーパータオルで包み、耐熱皿にのせて電子レンジで１分30秒加熱する。

2 すり鉢またはフードプロセッサーで１の豆腐とⒶを混ぜ合わせる。

3 ほうれん草は塩ゆでして水けをきり、３cm長さに切る。にんじんはやわらかくゆで、３cm長さの拍子木切りにする。

4 ボウルに２と３を入れ、あえる。

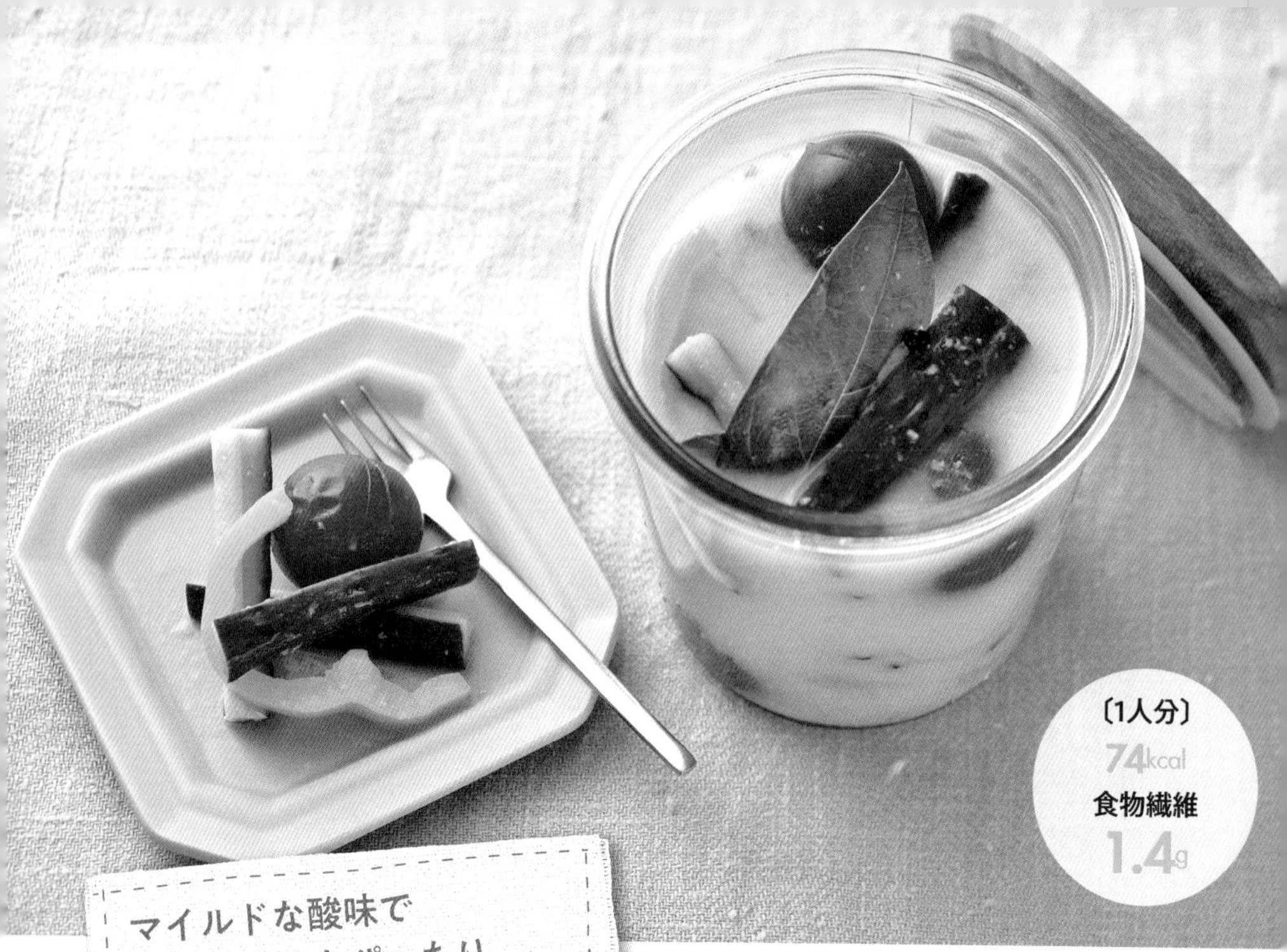

マイルドな酸味で
暑い季節にもぴったり

まろやかピクルス

材料（２人分）

きゅうり…１本
パプリカ(黄)…１/２個
ミニトマト…６個
糀甘酒…200ml
酢…100ml
塩…小さじ１
黒こしょう…８粒
ローリエ…１枚(あれば)

作り方

1 きゅうりは長さを３等分にしたら縦に６等分にして種をとる。パプリカは1.5cm幅の細切りにする。ミニトマトはヘタをとり、つまようじで皮目に２、３カ所穴を開ける。

2 耐熱ボウルに糀甘酒、酢、塩、黒こしょう、ローリエを入れ、きゅうりとパプリカを加えてラップをし、電子レンジで４分加熱する。電子レンジからとり出したらミニトマトを加える。

3 粗熱をとり、冷蔵庫で冷やす。

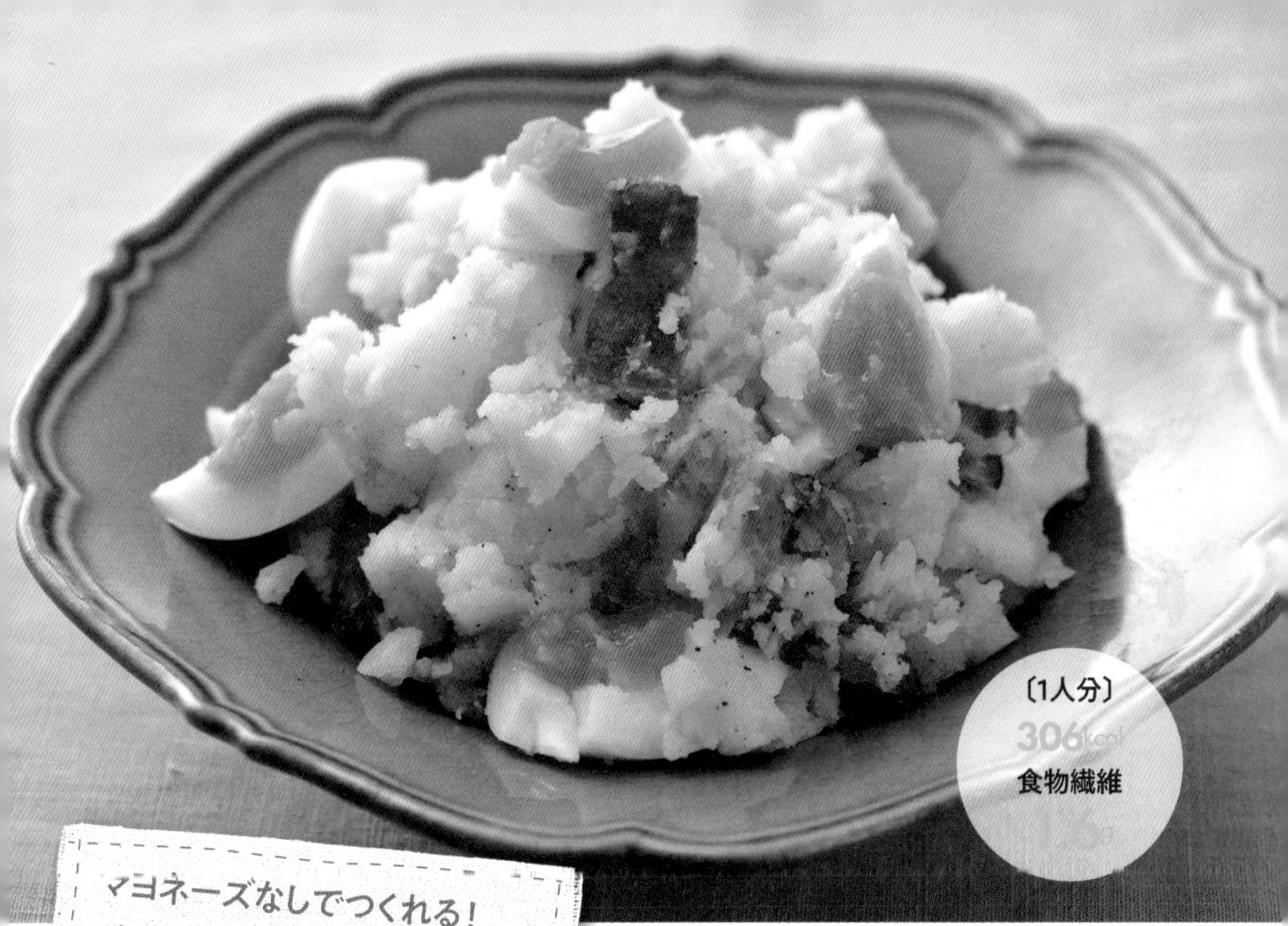

〔1人分〕
306kcal
食物繊維

マヨネーズなしでつくれる！
ベーコンがポイントのポテサラ

ゆで卵入りポテトサラダ

材料（2人分）

じゃがいも…3個(240g)
ゆで卵…1個
ベーコン…2枚(50g)
Ⓐ 糀甘酒…大さじ2
塩…小さじ1/4
酢…小さじ1
こしょう…少々
オリーブ油…大さじ1

作り方

1 じゃがいもは皮をむいて一口大に切り、さっと水にくぐらせてラップでくるみ、電子レンジで8分加熱する。やわらかくなったらボウルに入れて、ゆで卵も加え、フォークで一緒につぶす。

2 ベーコンは1.5cm幅に切り、フライパンでじっくり炒め、1のボウルに加える。

3 混ぜ合わせたⒶを2に入れて、よく混ぜ合わせる。

ピーマンのきんぴら

糀甘酒効果で、ピーマンの苦みもマイルドに

材料（2人分）

ピーマン…4個
ちりめんじゃこ…10g
サラダ油…小さじ1
Ⓐ糀甘酒…大さじ1
　しょうゆ…大さじ1/2

作り方

1 ピーマンは細切りにする。

2 フライパンにサラダ油を入れて中火で熱し、ピーマンとちりめんじゃこを入れて炒め、Ⓐを加えて炒め合わせる。

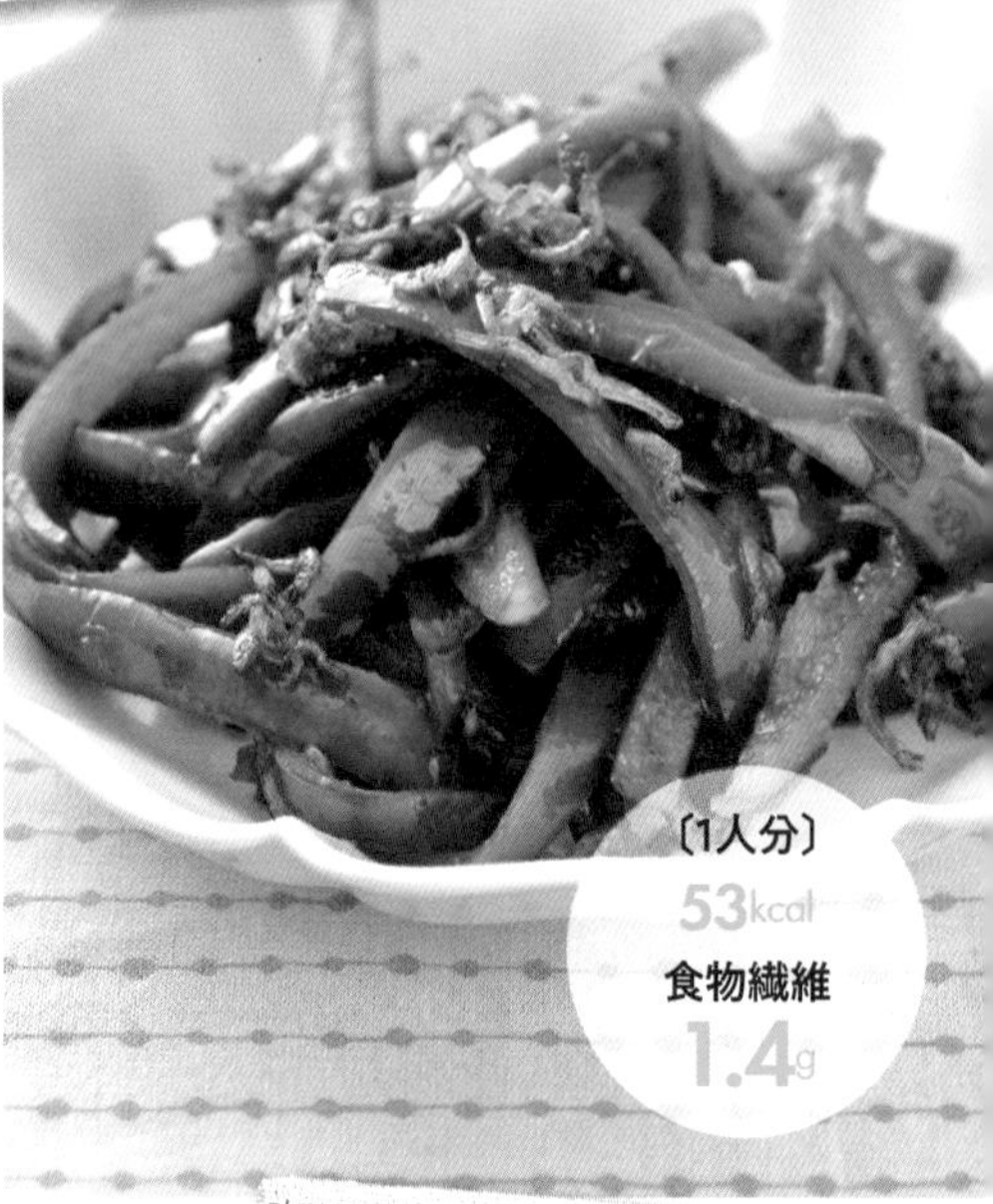

〔1人分〕
53kcal
食物繊維
1.4g

さやいんげんのごまあえ

糀甘酒＋ごまで栄養価の高い副菜に

材料（2人分）

さやいんげん…10本（80g）
塩…少々
Ⓐ糀甘酒…大さじ1
　しょうゆ…小さじ1/2
　白すりごま…小さじ2

作り方

1 さやいんげんは塩ゆでにして、4cm長さの斜め切りにする。

2 ボウルにⒶを入れて混ぜ合わせ、1を加えてあえる。

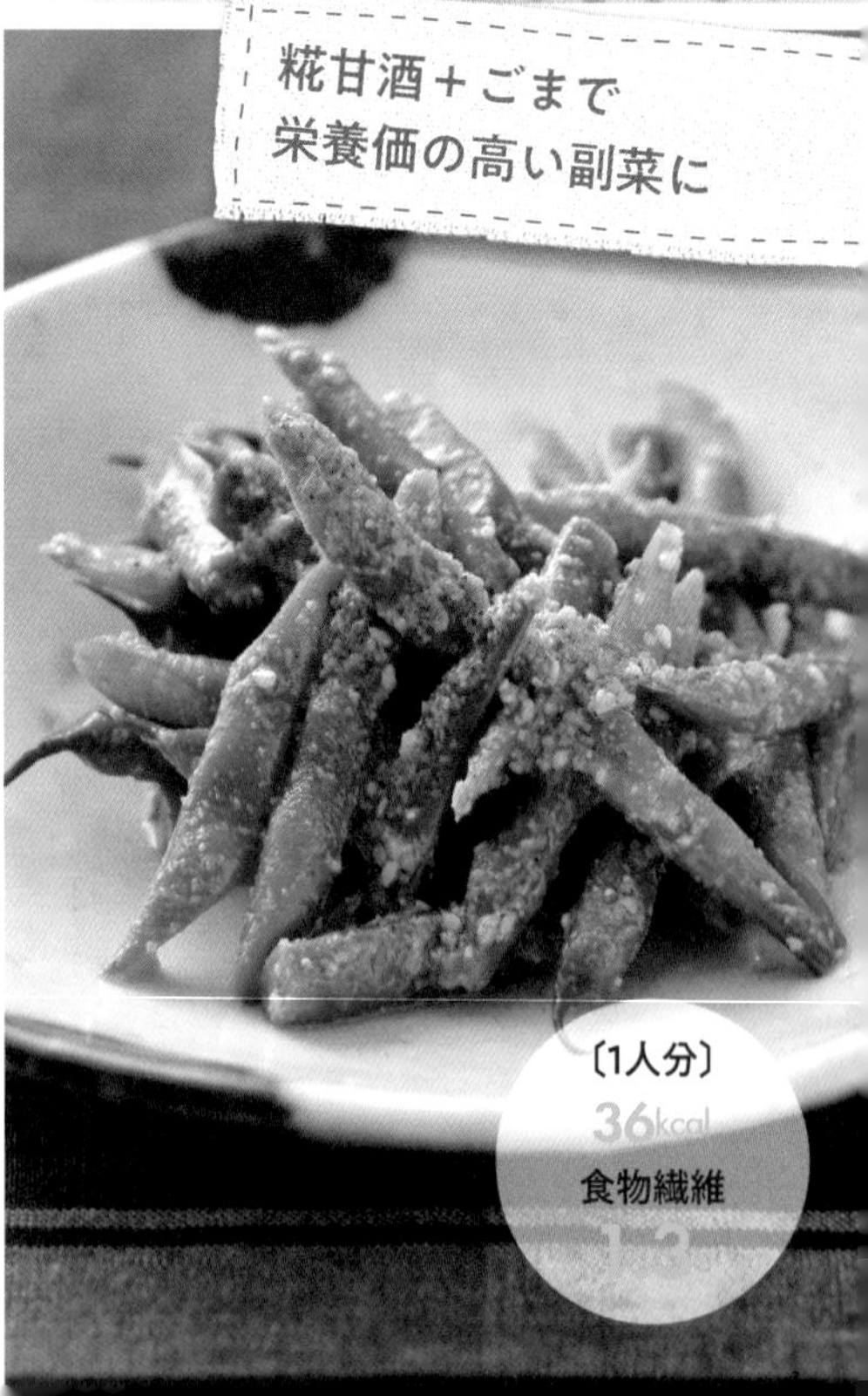

〔1人分〕
36kcal
食物繊維
1.3

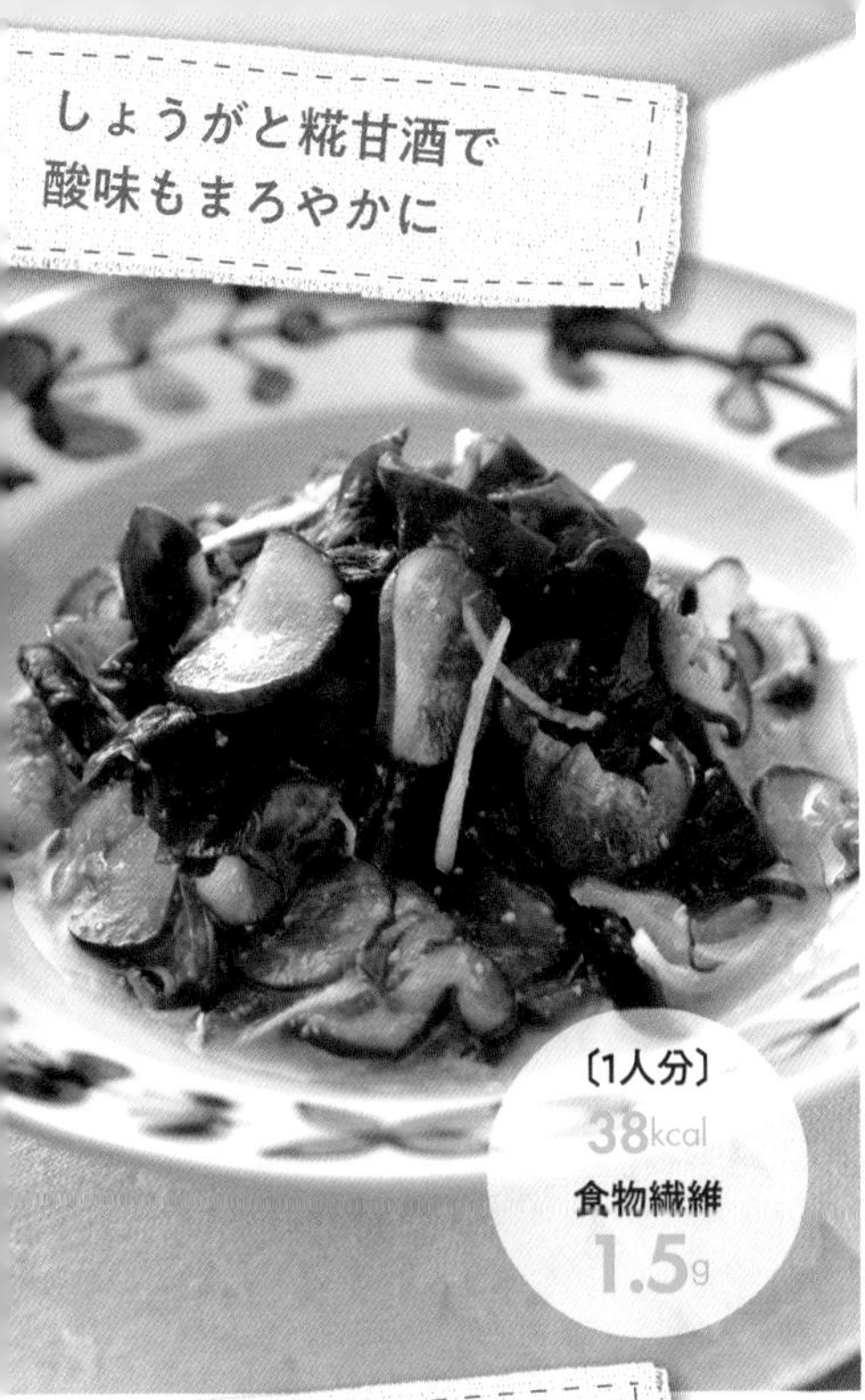
しょうがと糀甘酒で
酸味もまろやかに
〔1人分〕
38kcal
食物繊維
1.5g

きゅうりとわかめの酢の物

材料（2人分）

きゅうり…1本
塩…ひとつまみ
わかめ（乾燥）…4g
しょうが…1かけ
白すりごま…適量

Ⓐ 糀甘酒…大さじ2
塩…小さじ1/4
しょうゆ…小さじ1/4
酢…大さじ1

作り方

1 きゅうりは薄く輪切りにし、塩でもんで水けをしぼる。わかめは水で戻し、水けをしっかりきる。しょうがは千切りにする。

2 ボウルにⒶを入れて混ぜ合わせ、1を加えてあえ、ごまをふる。

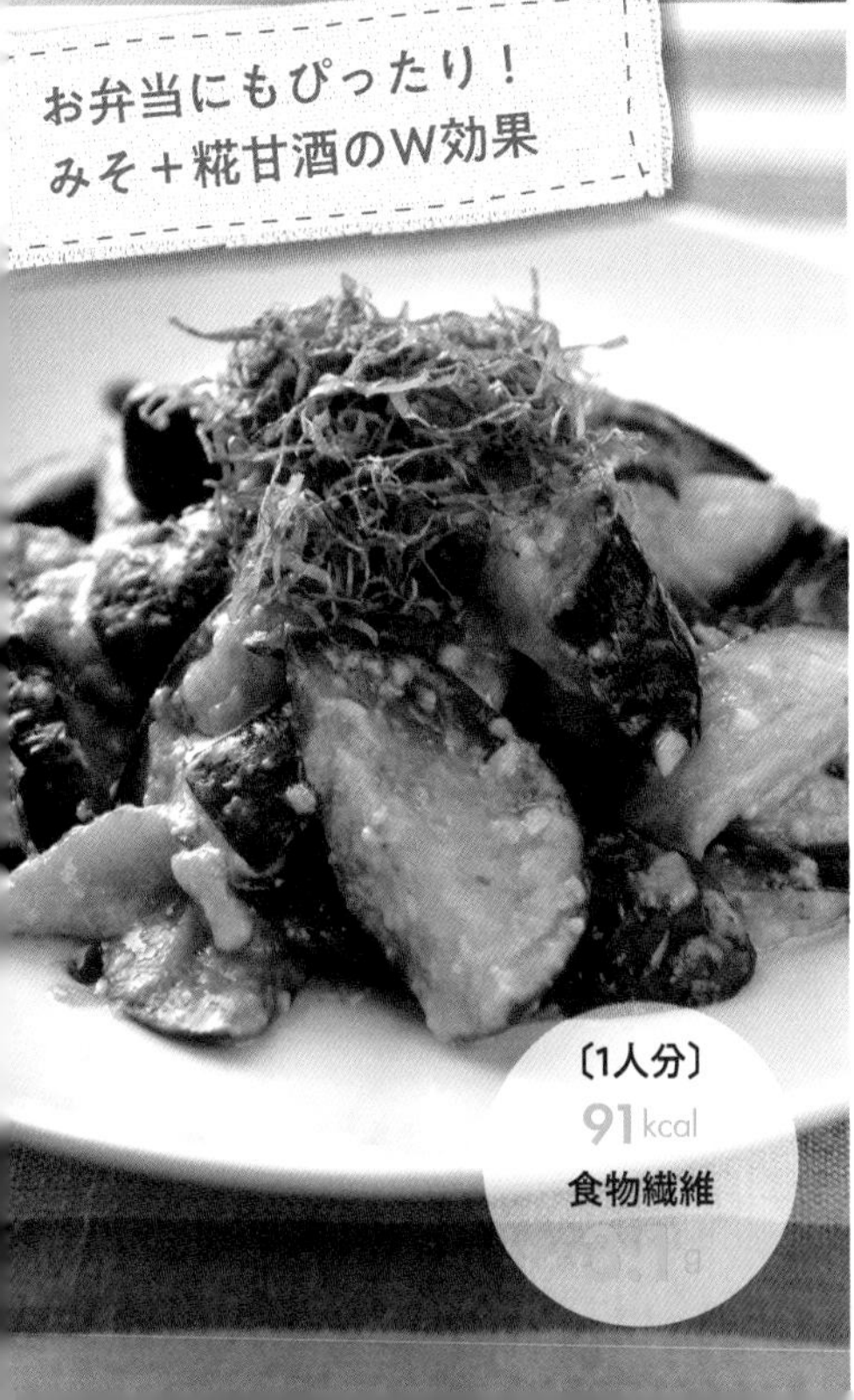
お弁当にもぴったり！
みそ＋糀甘酒のW効果
〔1人分〕
91kcal
食物繊維

なすのみそ炒め

材料（2人分）

なす…3本
青じそ…4枚
サラダ油…適量

Ⓐ 糀甘酒…大さじ3
みそ…大さじ1と1/2

作り方

1 なすは縦半分に切り、2cm幅の斜め切りにする。

2 フライパンにサラダ油を入れて中火で熱し、なすをしんなりするまで炒める。混ぜ合わせたⒶを加え、炒め合わせる。

3 2を器に盛り、千切りにした青じそをのせる。

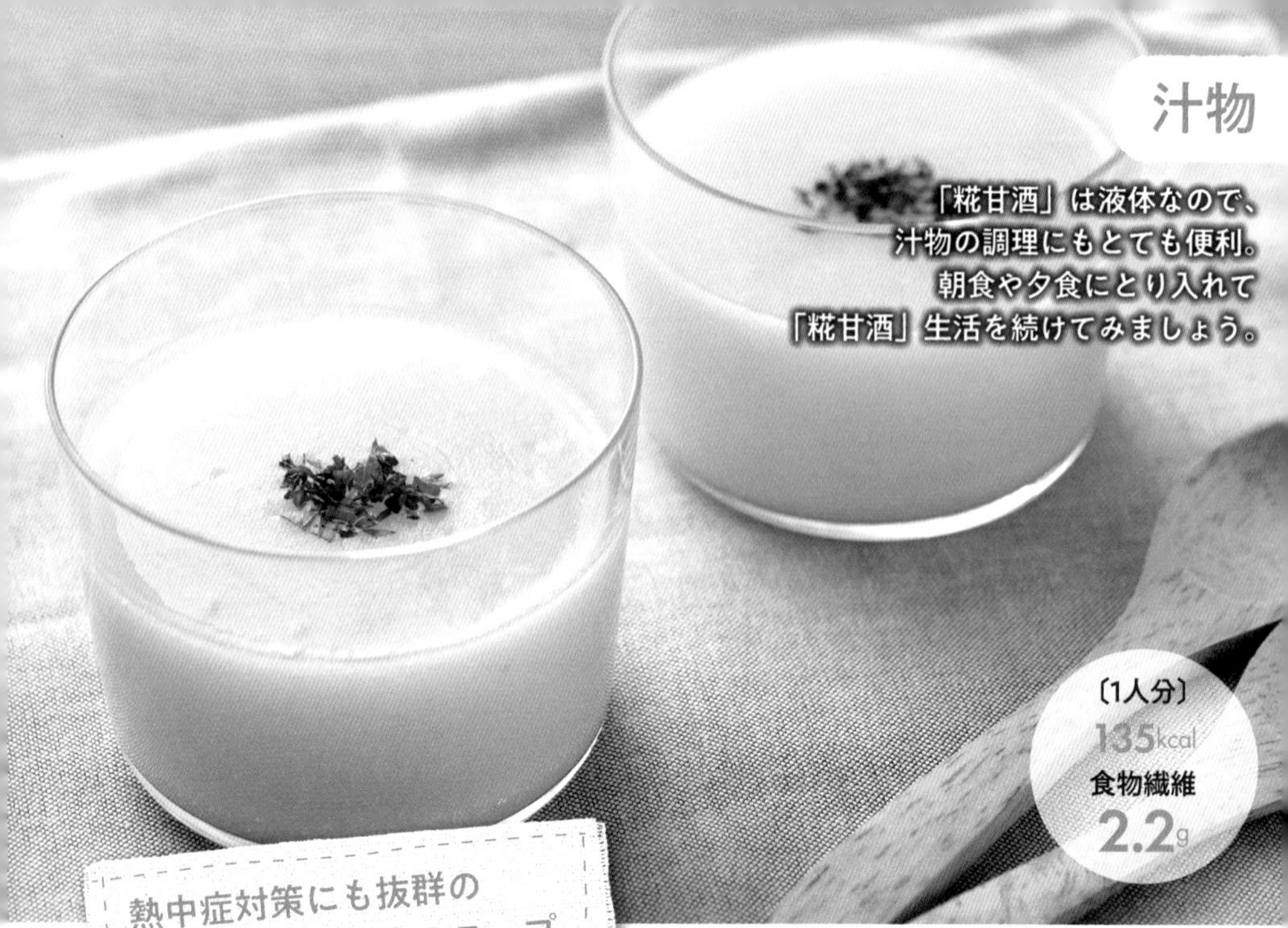

「糀甘酒」は液体なので、
汁物の調理にもとても便利。
朝食や夕食にとり入れて
「糀甘酒」生活を続けてみましょう。

〔1人分〕
135kcal
食物繊維
2.2g

熱中症対策にも抜群の
冷たいじゃがいものスープ

ひんやりビシソワーズ

材料（2人分）

じゃがいも…2個
玉ねぎ…1/4個
水…400ml
糀甘酒…大さじ3
コンソメ（顆粒）…小さじ1/4
塩…小さじ1/2
パセリ（みじん切り）…適量

作り方

1 じゃがいもと玉ねぎは薄切りにする。
2 鍋に1と水を入れ、野菜がやわらかくなるまで蓋をして煮る。
3 火を止めて糀甘酒を加え、ミキサーなどで撹拌し、コンソメ、塩で味をととのえて冷蔵庫で冷やす。
4 3を器に入れ、パセリをのせる。

Point
じゃがいもをたっぷりと使った、のどごしのいい冷製スープ。ビタミンやエネルギー源を多く含むので、食欲のないときや熱中症対策にもぴったりです。

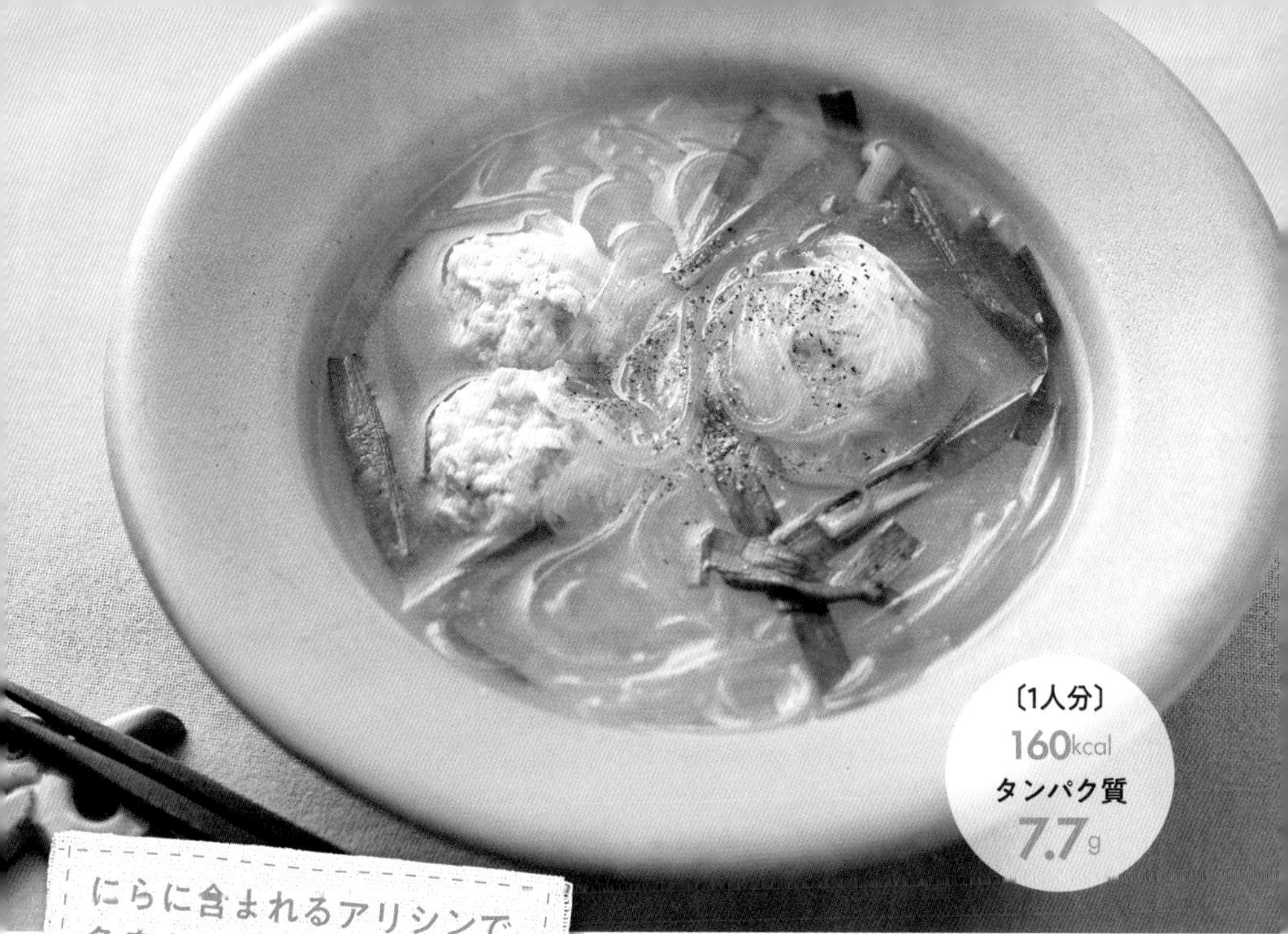

〔1人分〕
160kcal
タンパク質
7.7g

にらに含まれるアリシンで
免疫力がさらにアップ！

鶏だんごと春雨のスープ

材料（２人分）

鶏ひき肉…80g
春雨（乾燥）…30g
にら…３本
水…400ml
昆布…５cm
こしょう…少々

Ⓐ ねぎ（みじん切り）…５cm分
糀甘酒…小さじ２
塩…少々

Ⓑ **糀甘酒…大さじ２**
しょうが（すりおろし）…小さじ１
塩…小さじ１/２

作り方

1 春雨は熱湯で戻しておく。にらは４cm長さに切る。

2 ボウルにひき肉とⒶを入れ、よく混ぜ合わせる。

3 鍋に水と昆布を入れ、中火にかける。沸騰直前に昆布をとり出し、2をだんご状に丸めて入れる。鶏だんごが浮いてきたら、春雨、にら、Ⓑを入れてひと煮立ちさせ、こしょうをふる。

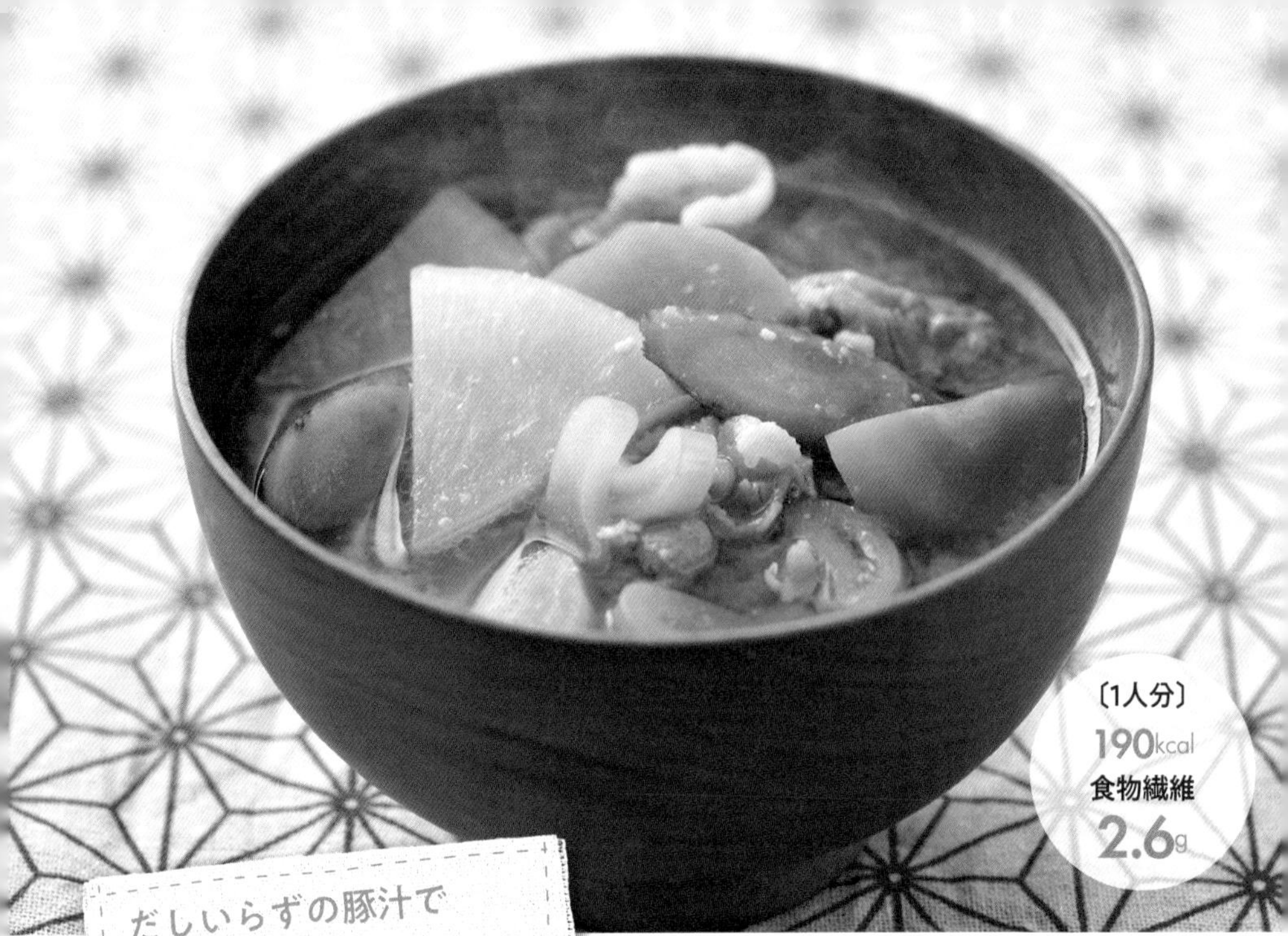

〔1人分〕
190kcal
食物繊維
2.6g

だしいらずの豚汁で
体の芯から温まる

根菜たっぷり！ コク旨豚汁

材料（２人分）

豚こま切れ肉…80g
にんじん…50g
ごぼう…30g
大根…60g
ねぎ…５cm
水…400ml
みそ…大さじ1と１/２
糀甘酒…大さじ２
サラダ油…小さじ１

作り方

1 にんじんは半月薄切りに、ごぼうは斜め薄切りに、大根はいちょう切りに、ねぎは小口切りにする。

2 鍋にサラダ油を入れて中火で熱し、豚肉を炒める。野菜を加えて炒め、しんなりしてきたら水を加えて蓋をし、野菜がやわらかくなるまで煮る。

3 いったん火を止めて、みそと糀甘酒を加え、再び温める。

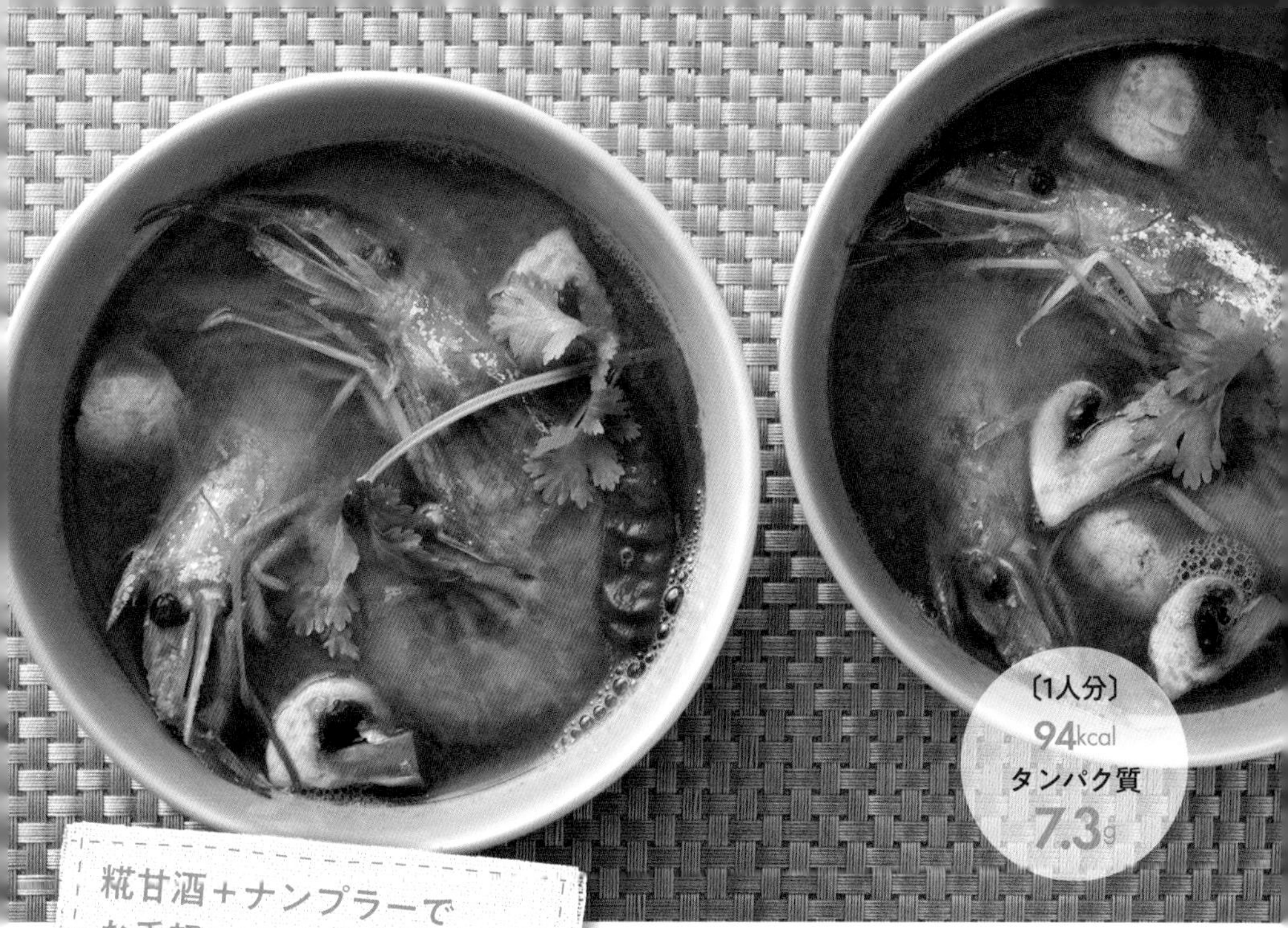

糀甘酒＋ナンプラーで
お手軽エスニック

トムヤムクン

材料（２人分）

有頭えび(中)…４尾
マッシュルーム…４個
パクチー…適量
ライム汁…小さじ２
サラダ油…小さじ２

Ⓐ しょうが(薄切り)…１枚
水…400ml
糀甘酒…大さじ２
鶏がらスープの素…小さじ２
ナンプラー…小さじ２
豆板醤…小さじ１
赤とうがらし…１本

作り方

1 えびは背わたをとる。マッシュルームは４等分に切る。パクチーはざく切りにする。

2 鍋にサラダ油を入れて中火で熱し、えびを殻ごと炒める。Ⓐを加えて煮立ったら、中火にしてマッシュルームを加え、５分煮る。

3 ライム汁を加え、パクチーをのせる。

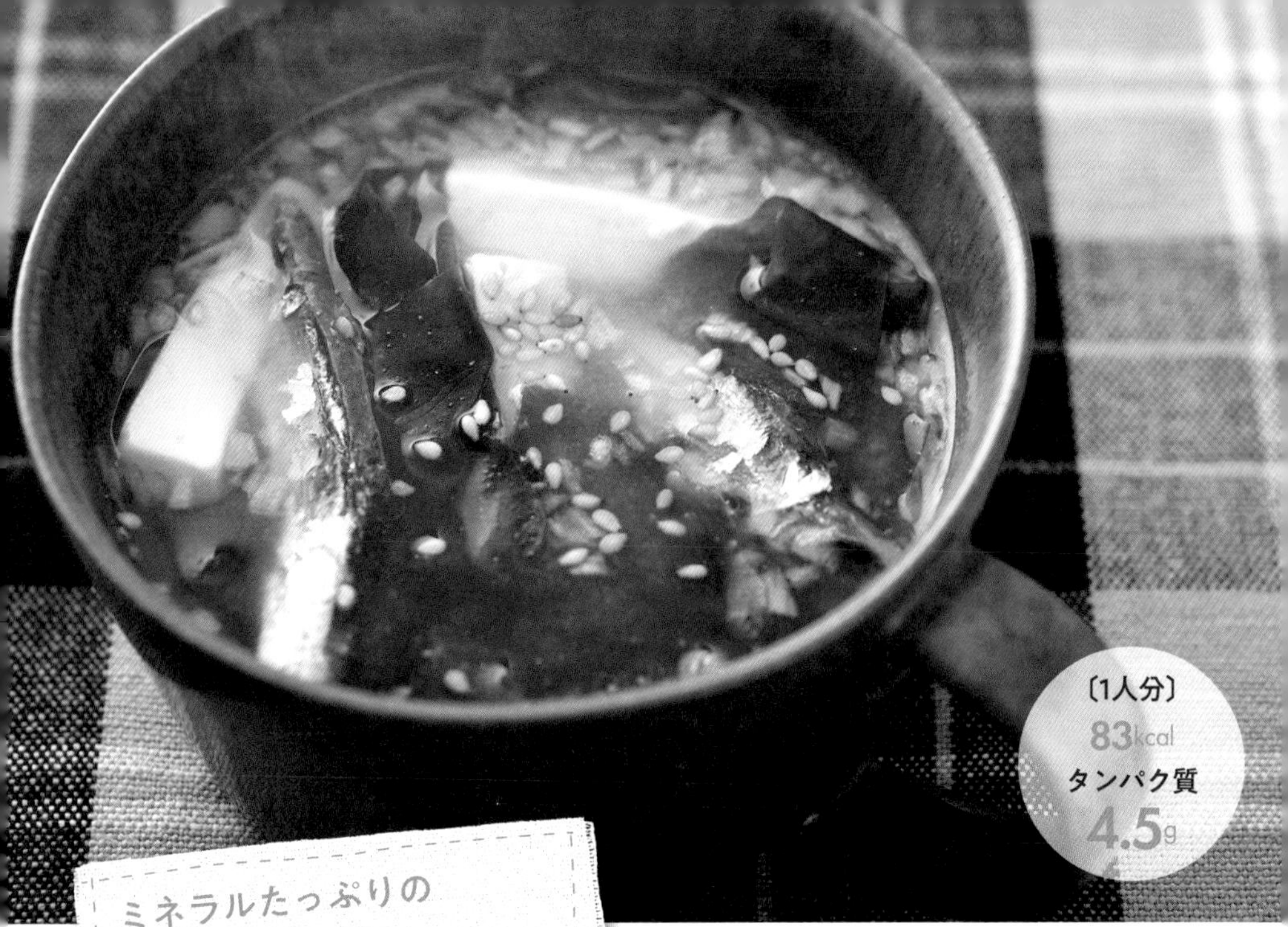

ミネラルたっぷりの
栄養満点スープ

わかめと豆腐の韓国風スープ

材料（２人分）

絹豆腐…１/２丁
ねぎ…５cm
煮干し…５本
水…400ml
わかめ（乾燥）…３g
糀甘酒…大さじ２
ごま油…小さじ１
塩…小さじ１/２
白いりごま…少々

作り方

1 豆腐は拍子木切りに、ねぎは小口切りにする。

2 煮干しは頭と腹わたをとり除き、水と一緒に鍋に入れて中火にかける。煮立ったら豆腐、ねぎ、わかめ、糀甘酒、ごま油、塩を加え、ひと煮立ちさせる。

3 2を器に入れ、白いりごまをふる。

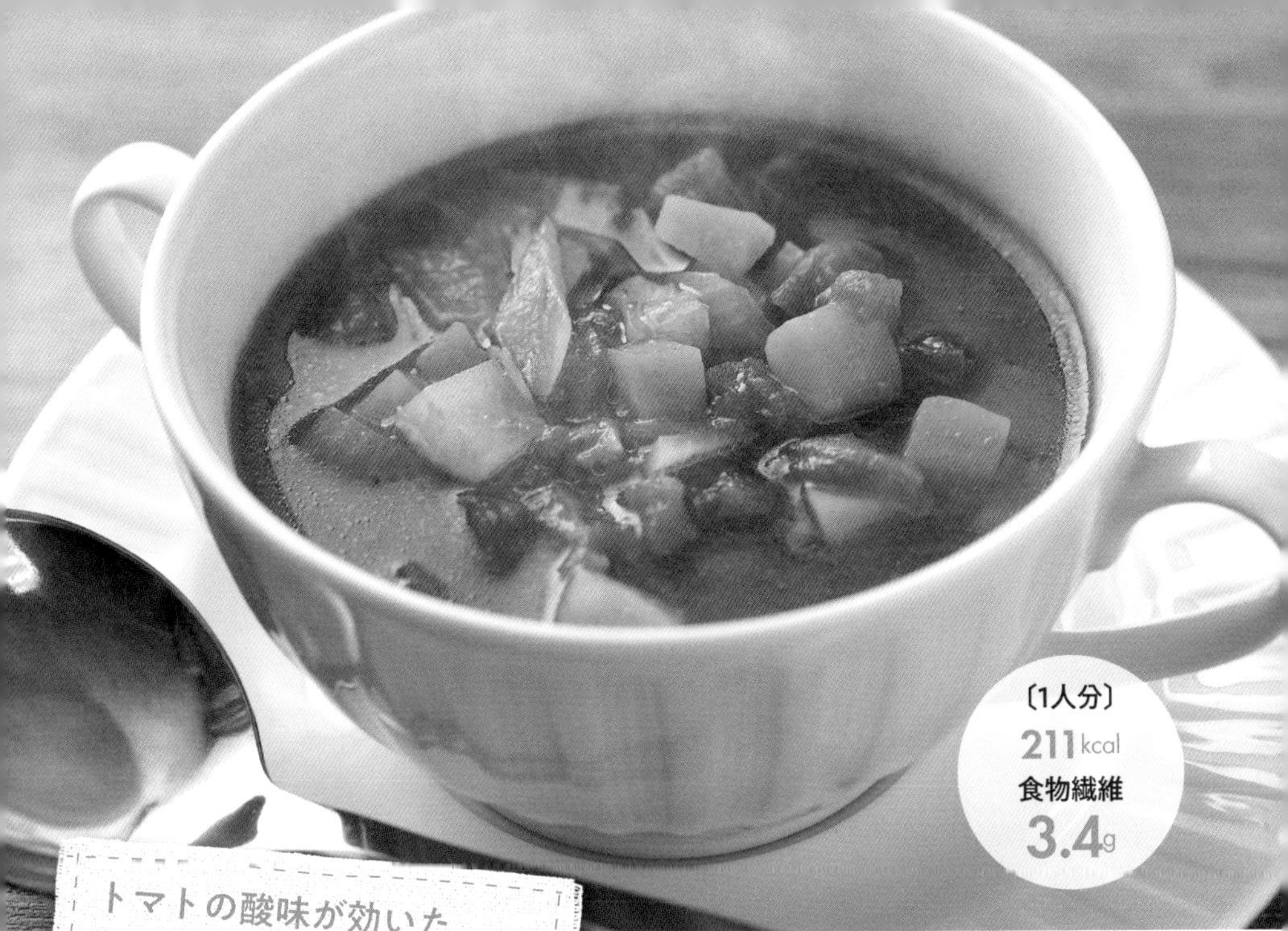

〔1人分〕
211kcal
食物繊維
3.4g

トマトの酸味が効いた
野菜たっぷりのスープ

具だくさんミネストローネ

材料（２人分）

ベーコン…２枚(50g)
玉ねぎ…１/２個
にんじん…１/２本
セロリ…１/２本
にんにく…１片
水…400ml
トマト缶(カットタイプ)…１/２缶(200ｇ)
糀甘酒…大さじ２
塩…小さじ１/２
オリーブ油…小さじ２

作り方

1 ベーコンと、玉ねぎ、にんじん、セロリは１cm角に切る。にんにくはつぶしておく。

2 鍋ににんにくとオリーブ油を入れて弱火で熱し、にんにくが透き通ってきたらトマト以外の野菜とベーコンを入れて、中火で炒める。野菜がしんなりしてきたら、水、トマト、糀甘酒を加え、中火のままで15分ほど煮て、塩で味をととのえる。

ドレッシング・タレ

「糀甘酒」を使った自家製の
ドレッシング＆タレのレシピをご紹介。
残ったら冷蔵庫で保存して、
なるべく早めに使い切るようにしましょう。

生野菜のサラダや
ゆで鶏などに！

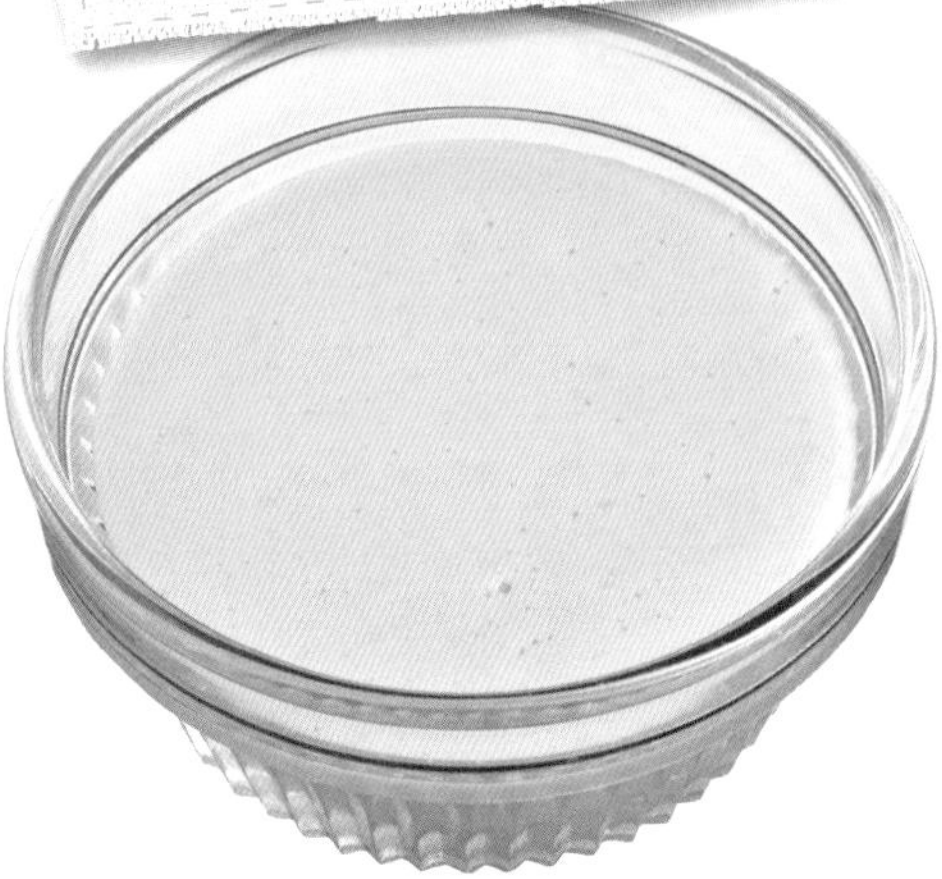

シーザー ドレッシング

材料（作りやすい分量）

糀甘酒…大さじ1
マヨネーズ…大さじ3
粉チーズ…小さじ2
にんにく(すりおろし)…少々

作り方

1 ボウルにすべての材料を入れ、よく混ぜ合わせる。

トマトドレッシング

冷製パスタや
そうめんにも合う！

材料（作りやすい分量）

トマト…1/2個
糀甘酒…大さじ1
オリーブ油…大さじ1
塩…小さじ1/4
こしょう…少々

作り方

1 トマトはみじん切りにする。
2 ボウルに1と残りの材料を入れ、よく混ぜ合わせる。

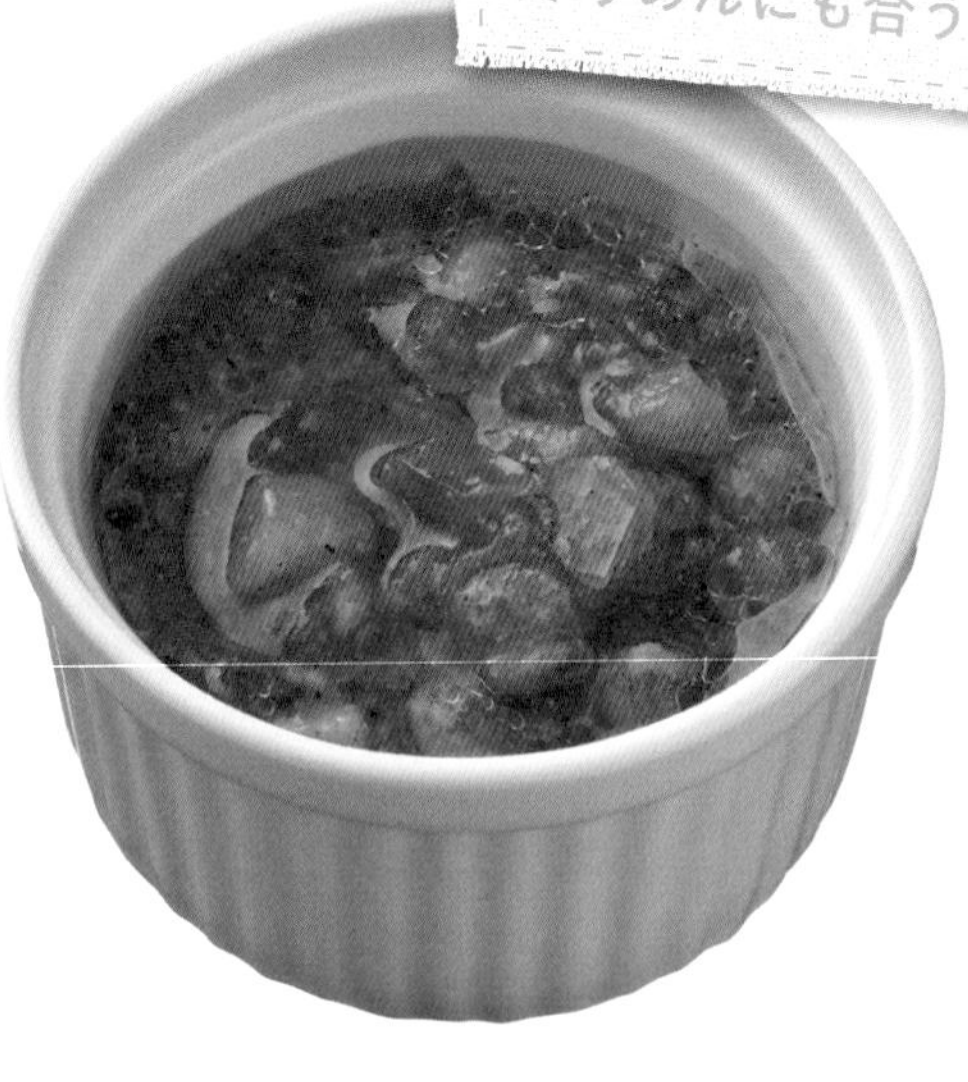

みそしょうがディップ

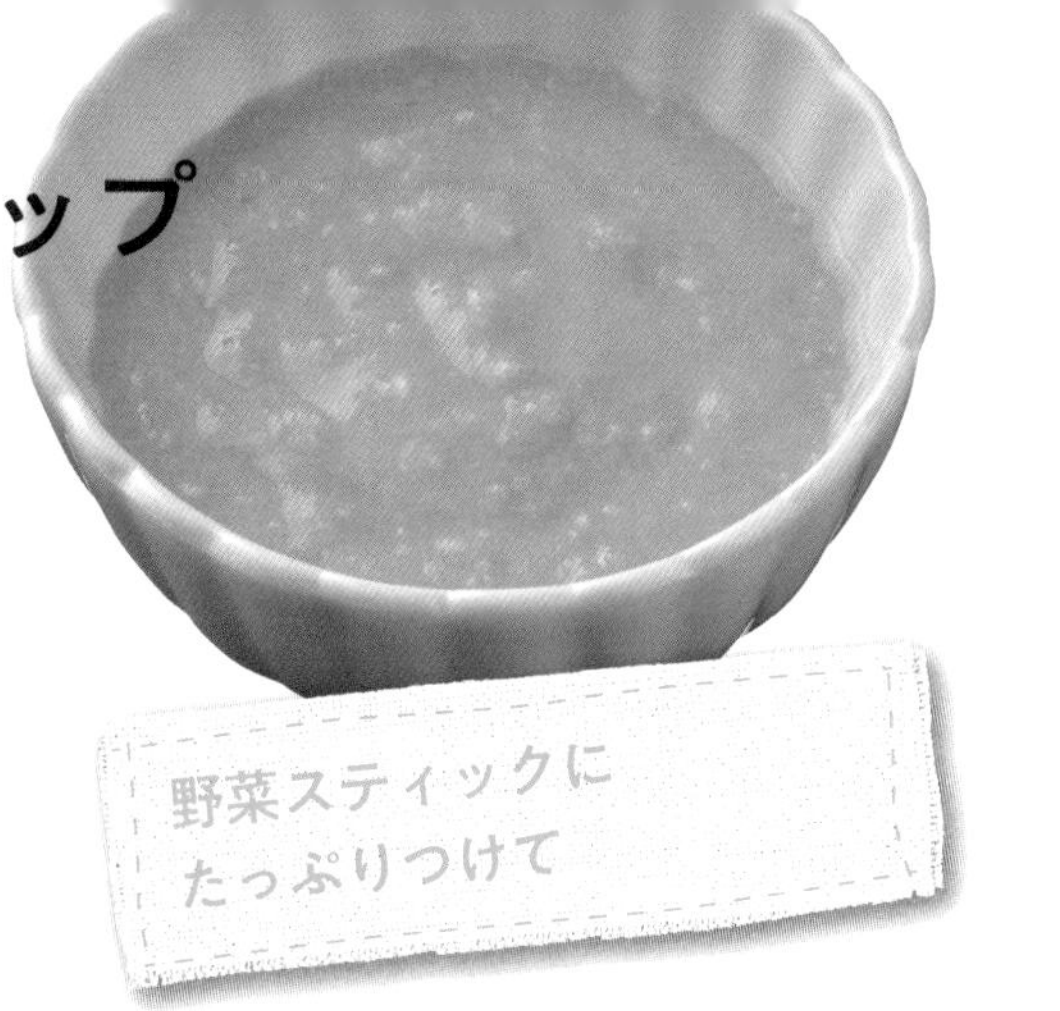
野菜スティックに
たっぷりつけて

材料（作りやすい分量）

糀甘酒…大さじ2
みそ…大さじ3
しょうが（すりおろし）…小さじ1/2

作り方

1 ボウルにすべての材料を入れ、よく混ぜ合わせる。

焼き肉のタレ

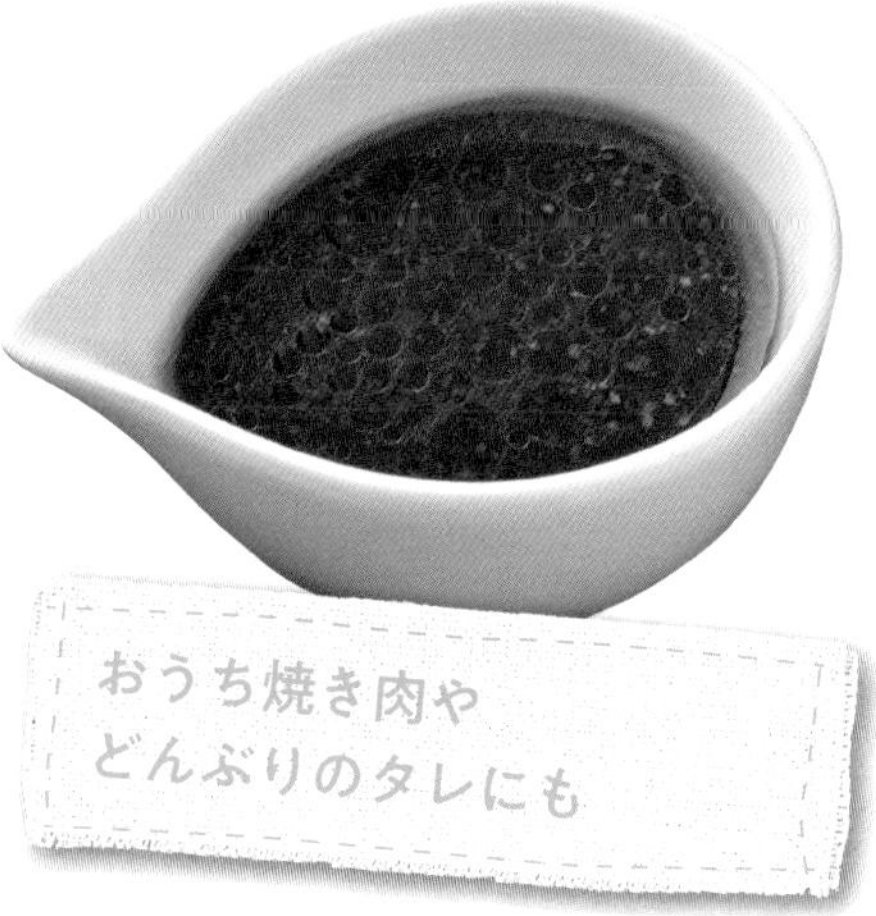
おうち焼き肉や
どんぶりのタレにも

材料（作りやすい分量）

糀甘酒…大さじ3
しょうゆ…大さじ2
一味とうがらし…小さじ1/2
ごま油…小さじ1/2

作り方

1 ボウルにすべての材料を入れ、よく混ぜ合わせる。

ごまダレ

しゃぶしゃぶや
冷やし中華などに

材料（作りやすい分量）

糀甘酒…大さじ3
すりごま…大さじ1
しょうゆ…大さじ1

作り方

1 ボウルにすべての材料を入れ、よく混ぜ合わせる。

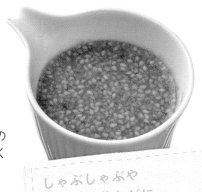

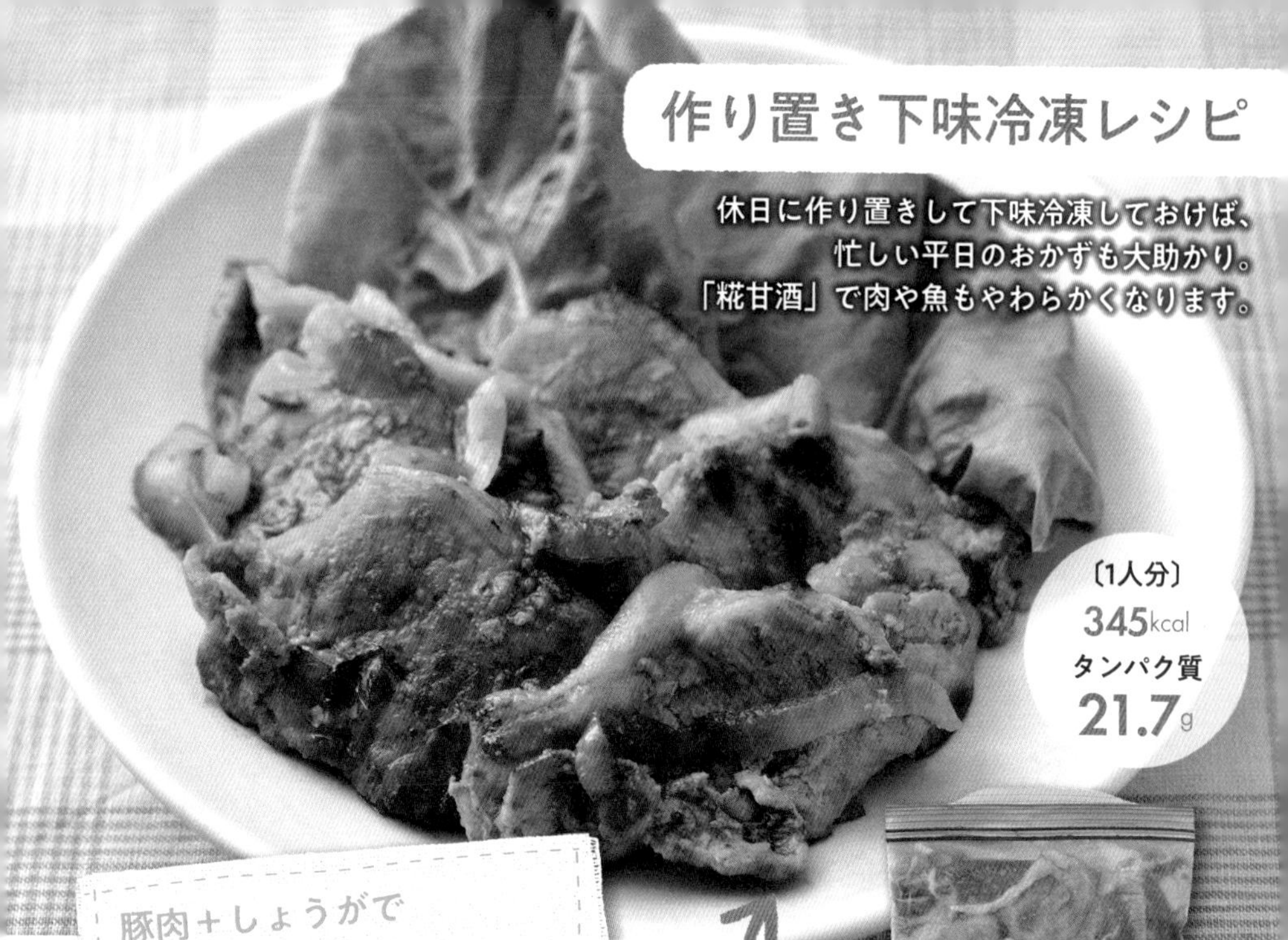

作り置き下味冷凍レシピ

休日に作り置きして下味冷凍しておけば、
忙しい平日のおかずも大助かり。
「糀甘酒」で肉や魚もやわらかくなります。

〔1人分〕
345kcal
タンパク質
21.7g

豚肉＋しょうがで
疲労回復効果も

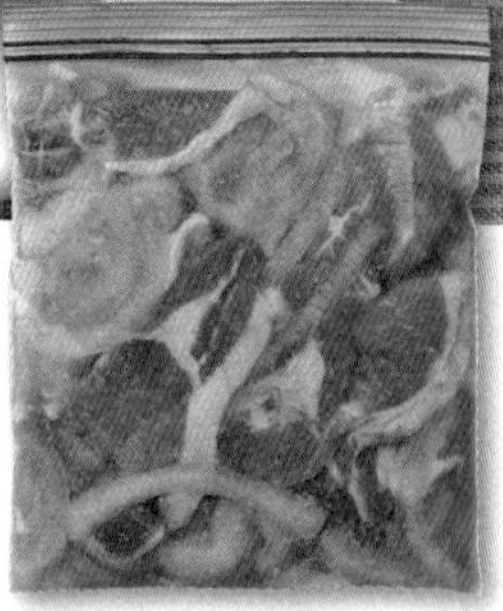

豚肉のしょうが焼き

材料（２人分）

豚ロース肉（しょうが焼き用）…200g
玉ねぎ…１/２個
サラダ菜…適量
サラダ油…適量
Ⓐ **糀甘酒…大さじ４**
しょうゆ…大さじ２
しょうが（すりおろし）…１かけ分

作り方

1 豚肉は筋と身に切り込みを入れる。玉ねぎは薄切りにする。
2 保存袋にⒶを混ぜ合わせ、１を入れてもみ込む。空気を抜き、袋の口を閉じて平らにし、冷凍する。
3 フライパンにサラダ油を入れて中火で熱し、自然解凍した２を入れ、火が通るまで炒める。
4 サラダ菜を器に盛り、３をのせる。

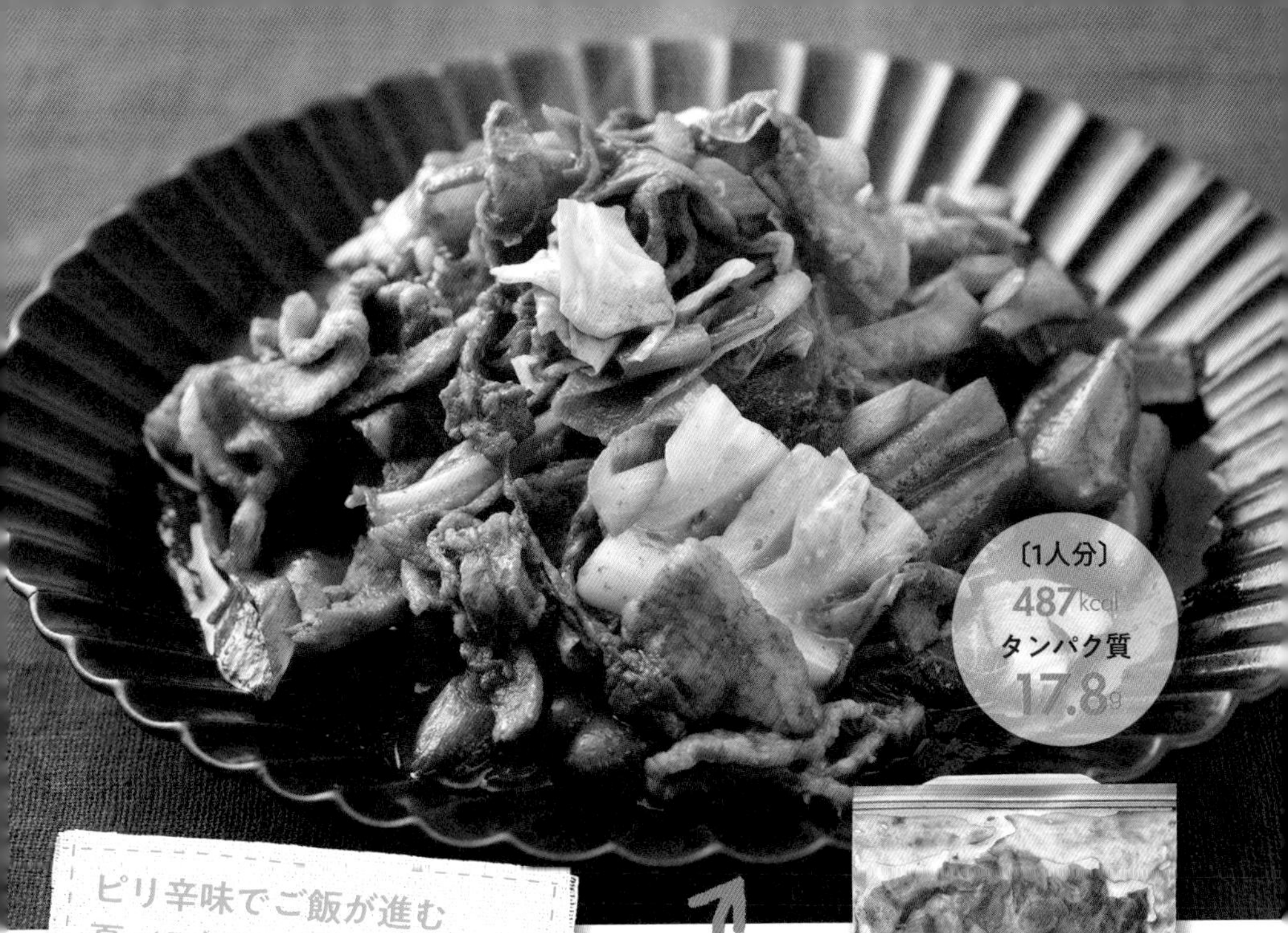

ピリ辛味でご飯が進む
夏バテ解消レシピ

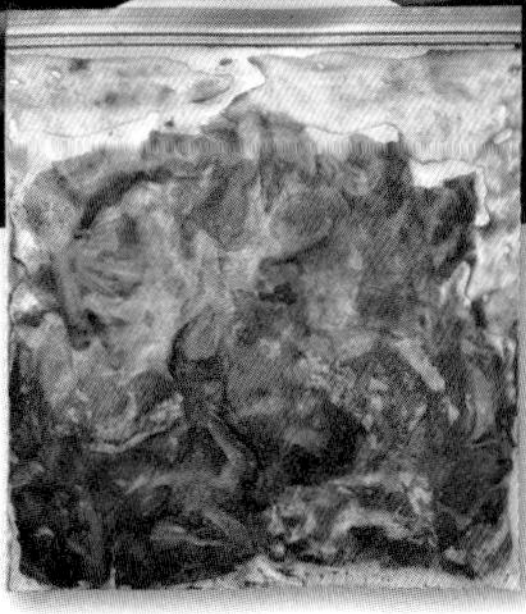

回鍋肉《ホイコーロー》

材料（2人分）

豚バラ薄切り肉…200g
キャベツ…2枚(100g)
ピーマン…2個
ねぎ…1/2本
にんにく…1片
サラダ油…適量
Ⓐ 糀甘酒…大さじ3
豆板醤…小さじ1/2
赤みそ…大さじ1

作り方

1 豚肉、キャベツ、ピーマンは4cm角に切る。ねぎは5mm幅の斜め切りに、にんにくは薄切りにする。

2 保存袋にⒶを混ぜ合わせ、1を入れてもみ込む。空気を抜き、袋の口を閉じて平らにし、冷凍する。

3 フライパンにサラダ油を入れて中火で熱し、自然解凍した2を入れ、火が通るまで炒める。

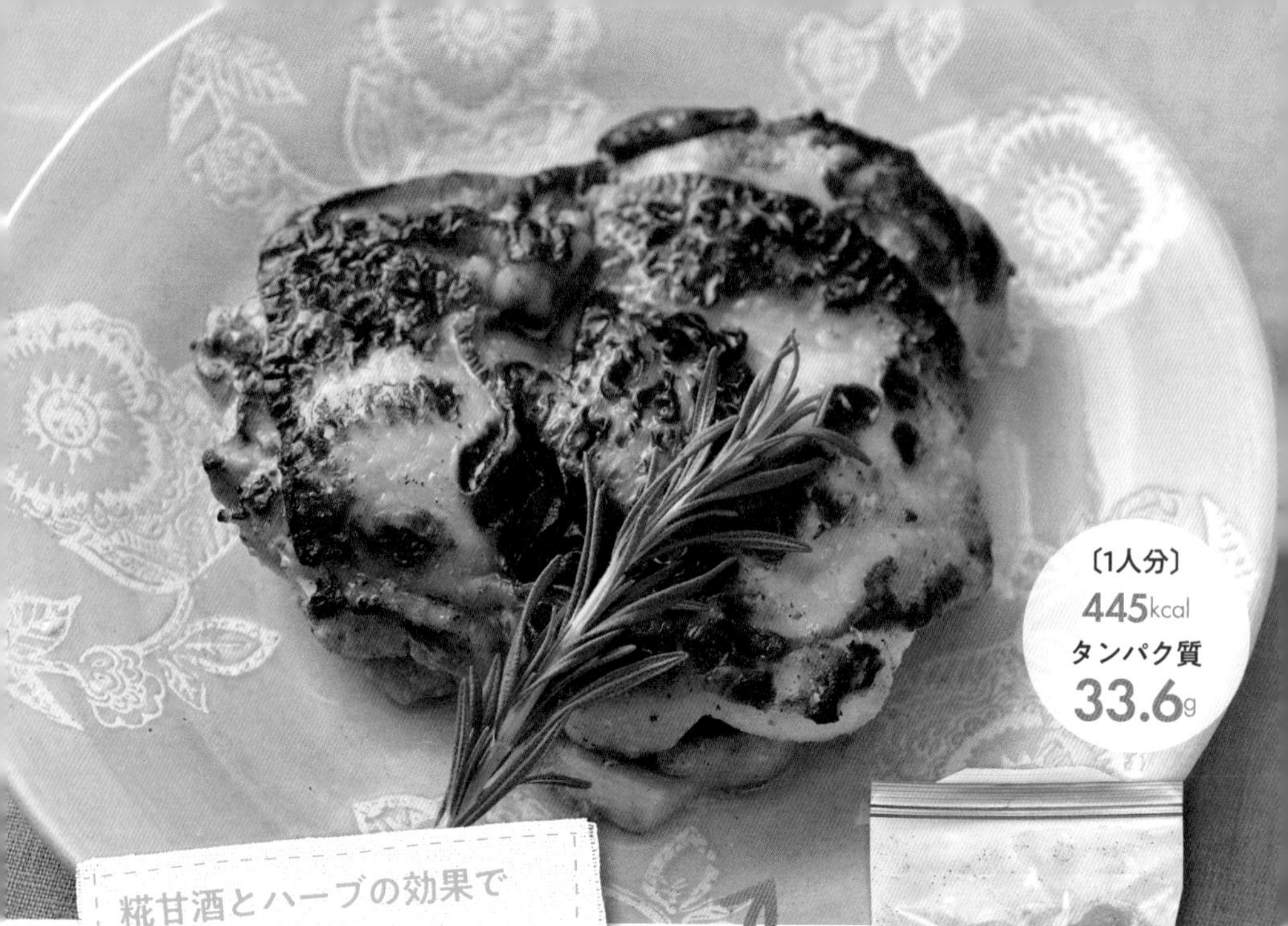

〔1人分〕
445kcal
タンパク質
33.6g

糀甘酒とハーブの効果で
鶏肉もふっくらと

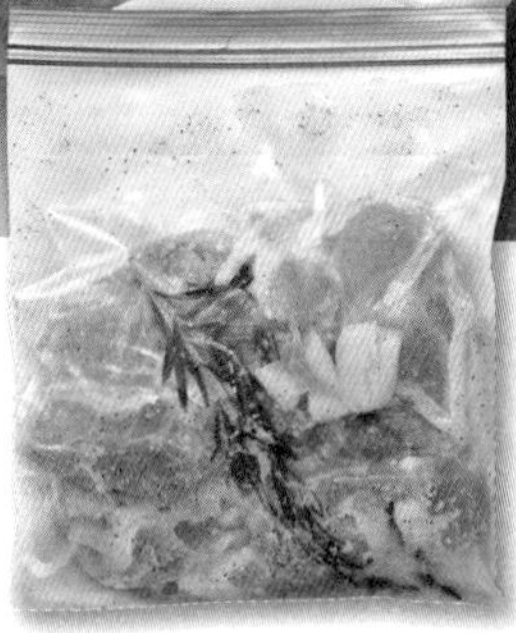

ガーリックチキン

材料（2人分）
鶏もも肉…小2枚
オリーブ油…適量

Ⓐ にんにく…1片
糀甘酒…大さじ2
塩…小さじ1/4
こしょう…少々
ローズマリー…1本

作り方

1 鶏肉は余分な脂をとる。にんにくはつぶしておく。

2 保存袋にⒶを混ぜ合わせ、1を入れてもみ込む。空気を抜き、袋の口を閉じて平らにし、冷凍する。

3 フライパンにオリーブ油を入れて中火で熱し、自然解凍して水けをきった2の鶏肉を皮目を下にして入れて、にんにくとローズマリーも加えて蓋をし、こんがりと両面焼く。

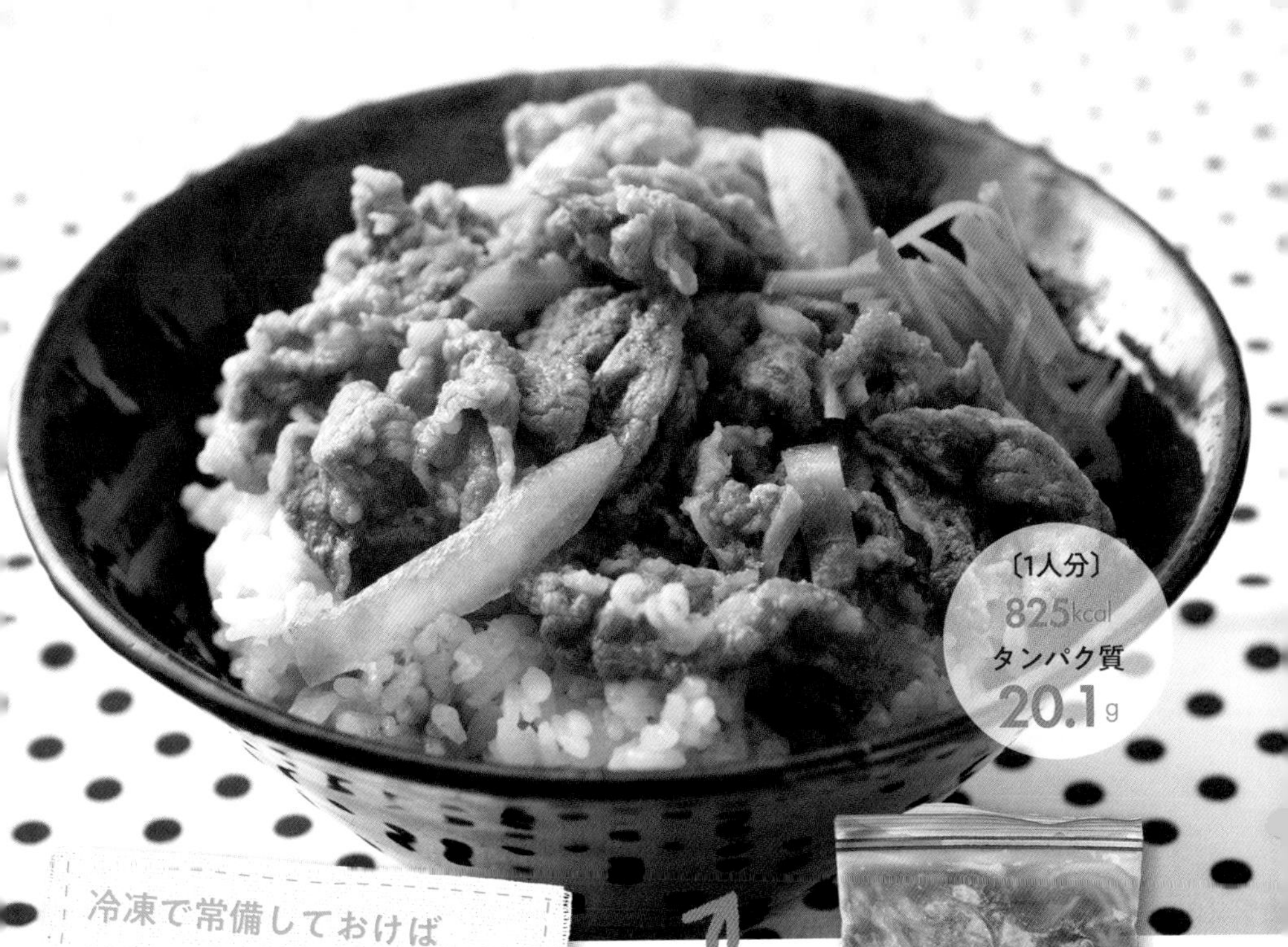

冷凍で常備しておけば
いつでも簡単お昼ご飯に

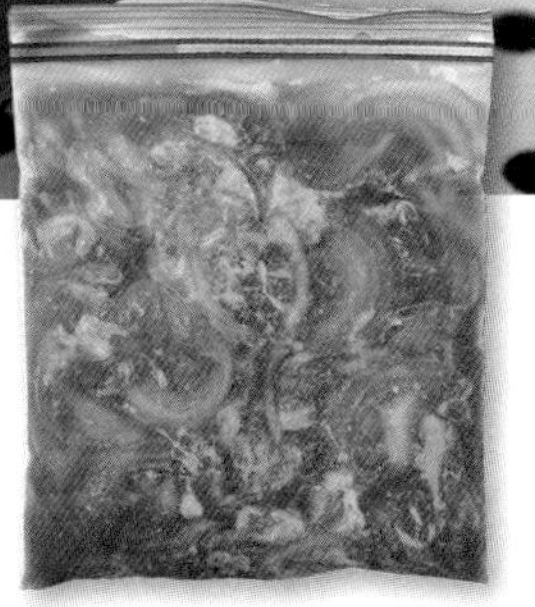

甘辛つゆだく牛丼

材料（２人分）

温かいご飯…どんぶり２杯分
牛切り落とし肉…200g
玉ねぎ…１/２個
紅しょうが…適量
Ⓐ 糀甘酒…大さじ４
しょうゆ…大さじ２
水…100ml

作り方

1 玉ねぎは薄切りにする。
2 保存袋にⒶを混ぜ合わせ、牛肉と玉ねぎを入れてもみ込む。空気を抜き、袋の口を閉じて平らにし、冷凍する。
3 フライパンに自然解凍した２を汁ごと入れて、中火で煮る。
4 ご飯をどんぶりに盛り、３をかけ、紅しょうがを添える。

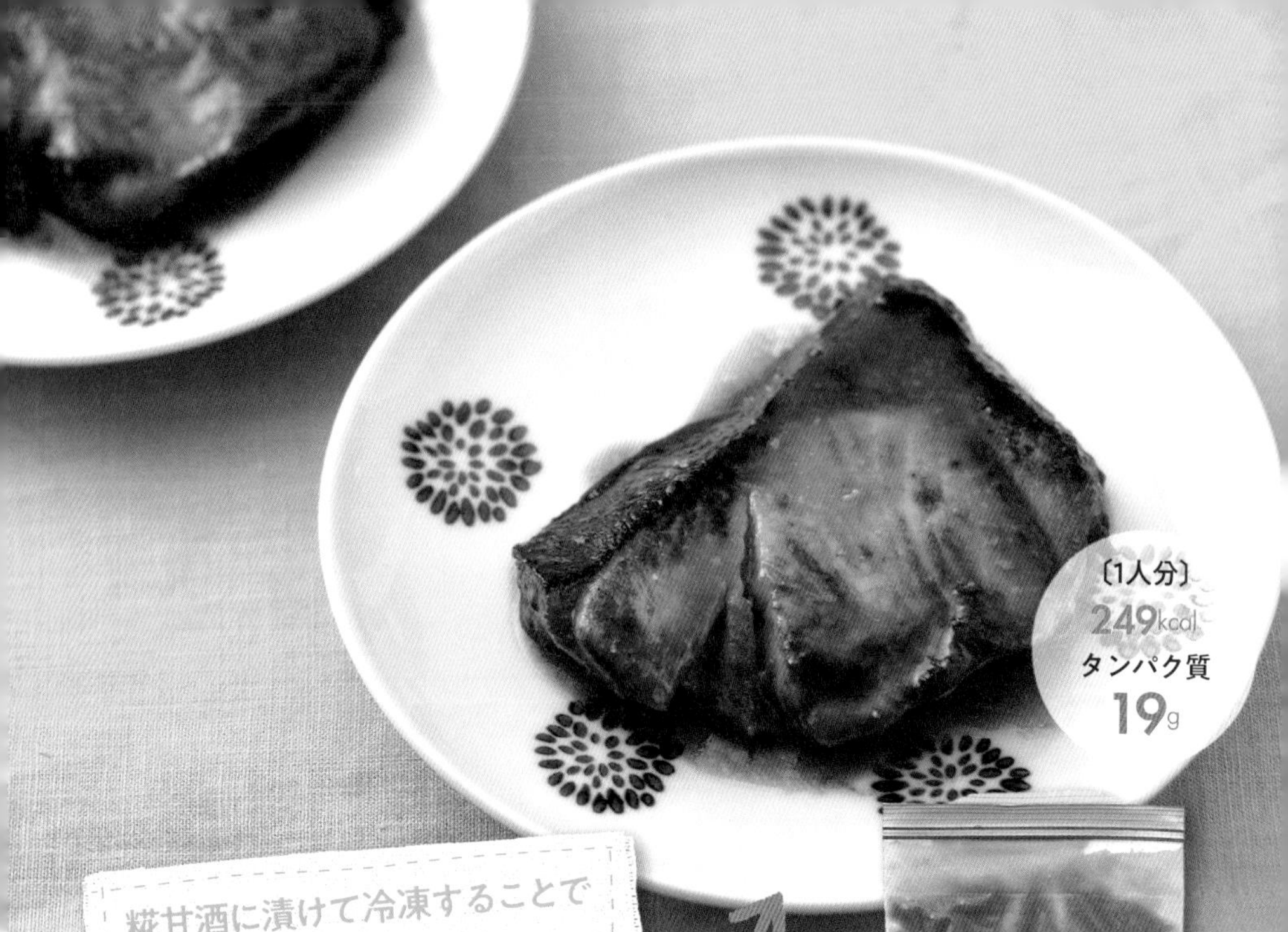

〔1人分〕
249kcal
タンパク質
19g

糀甘酒に漬けて冷凍することで
やわらかく仕上がります

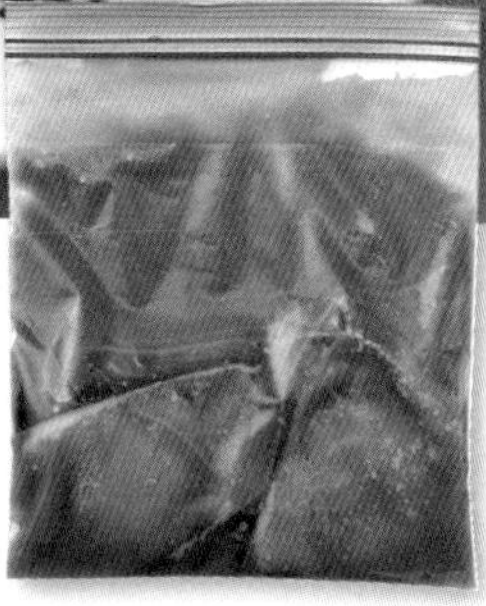

ぶりの しっとり照り焼き

材料（2人分）

ぶり（切り身）…2切れ

Ⓐ 糀甘酒…大さじ4
しょうゆ…大さじ2

作り方

1 保存袋にⒶを混ぜ合わせ、ぶりを入れてもみ込む。空気を抜き、袋の口を閉じて平らにし、冷凍する。

2 フライパンを中火で熱し、自然解凍した1を汁ごと入れて焼く。

Point

パサパサになりがちなぶりの照り焼きも、下味冷凍することで失敗知らずのおいしさに。ぶりには良質な栄養がたっぷりと含まれているため、生活習慣病の予防効果も。

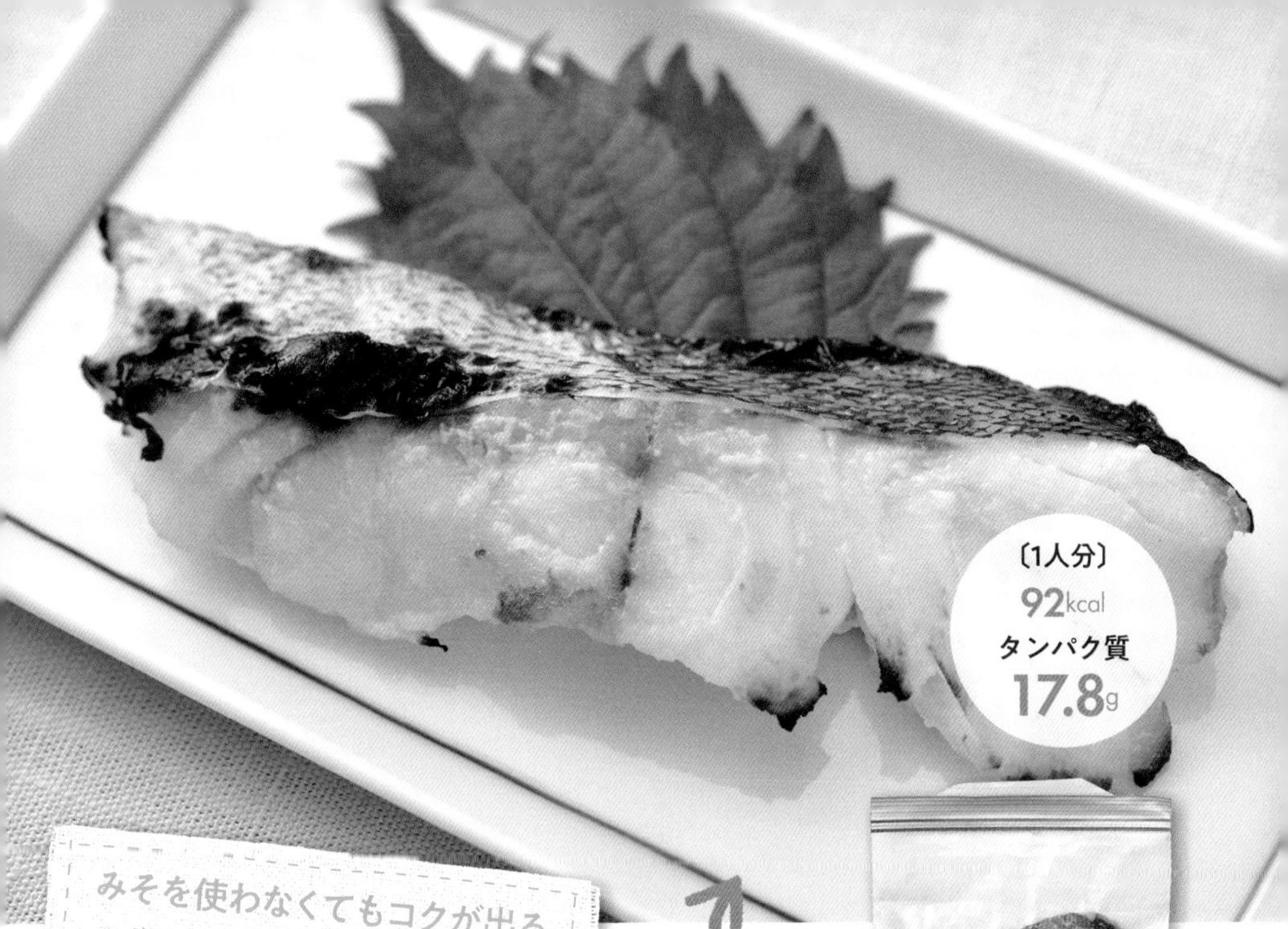

〔1人分〕
92kcal
タンパク質
17.8g

みそを使わなくてもコクが出る
ヘルシーなお魚レシピ

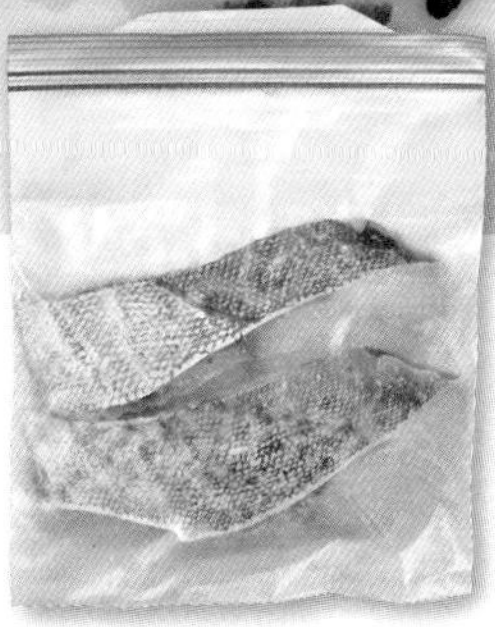

たらの西京焼き風

材料（２人分）

生たら(切り身)…２切れ
青じそ…適量
Ⓐ **糀甘酒…大さじ２**
塩…小さじ１/４

作り方

1 保存袋にⒶを混ぜ合わせ、たらを入れてもみ込む。空気を抜き、袋の口を閉じて平らにし、冷凍する。

2 自然解凍して水けをきった1を、魚焼きグリルまたはフライパンで両面焼く。

3 器に青じそを敷き、2を盛りつける。

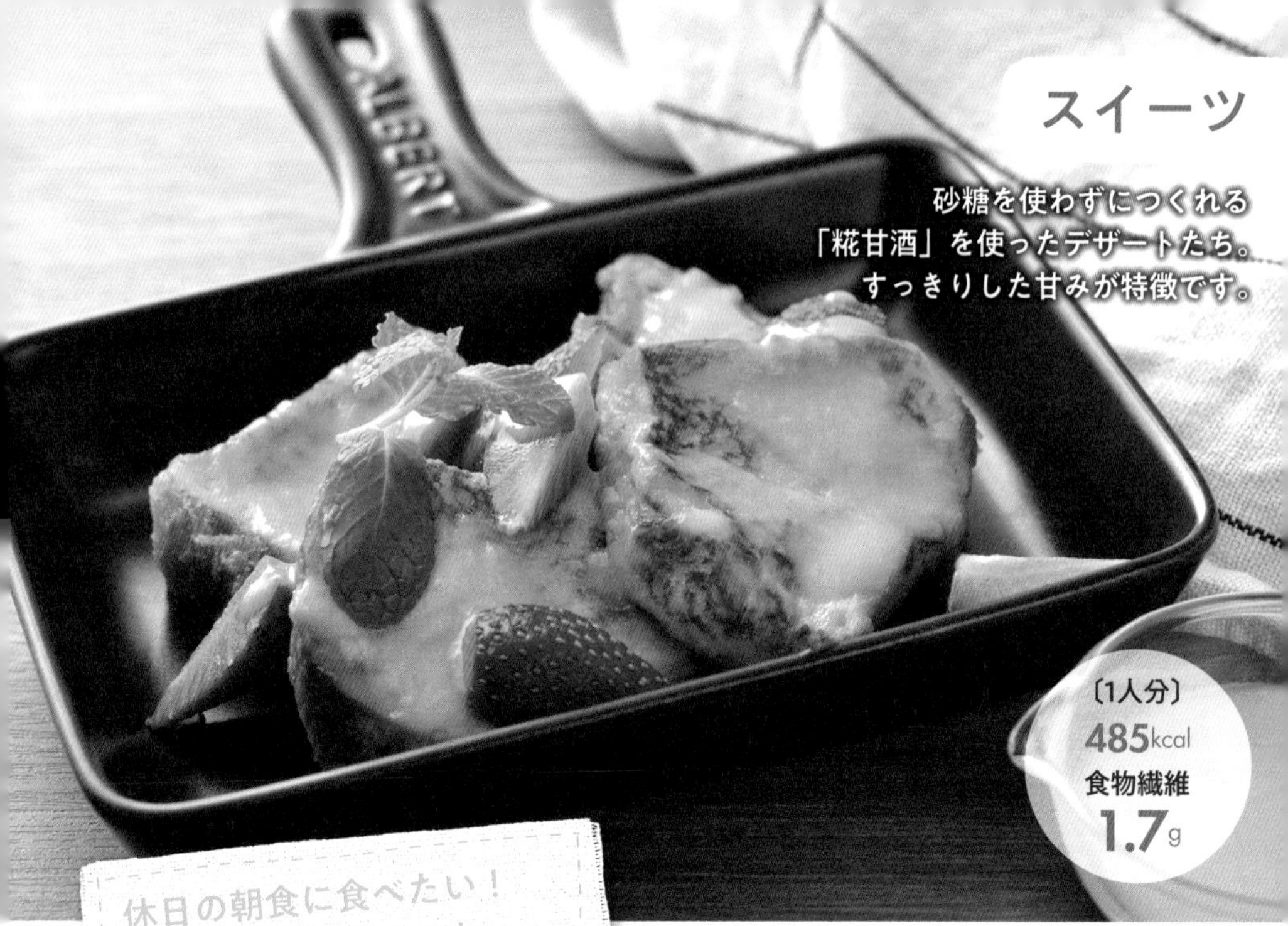

スイーツ

砂糖を使わずにつくれる
「糀甘酒」を使ったデザートたち。
すっきりした甘みが特徴です。

〔1人分〕
485kcal
食物繊維
1.7g

休日の朝食に食べたい！
絶品フレンチトースト

糀甘酒フレンチトースト

材料（２人分）

食パン（６枚切り）…２枚

Ⓐ 糀甘酒…200ml
　卵…１個

糀甘酒…200ml

バター…20g

いちご、ミント…各適量

作り方

1 食パンは４等分にして、混ぜ合わせたⒶに10分以上漬け込む。

2 糀甘酒を鍋に入れ、１／３量になるまで煮詰める。

3 フライパンにバターを入れて中火で熱し、1を両面こんがりと焼く。

4 3を器に盛り、食べやすく切ったいちごをのせる。2をかけ、ミントをのせる。

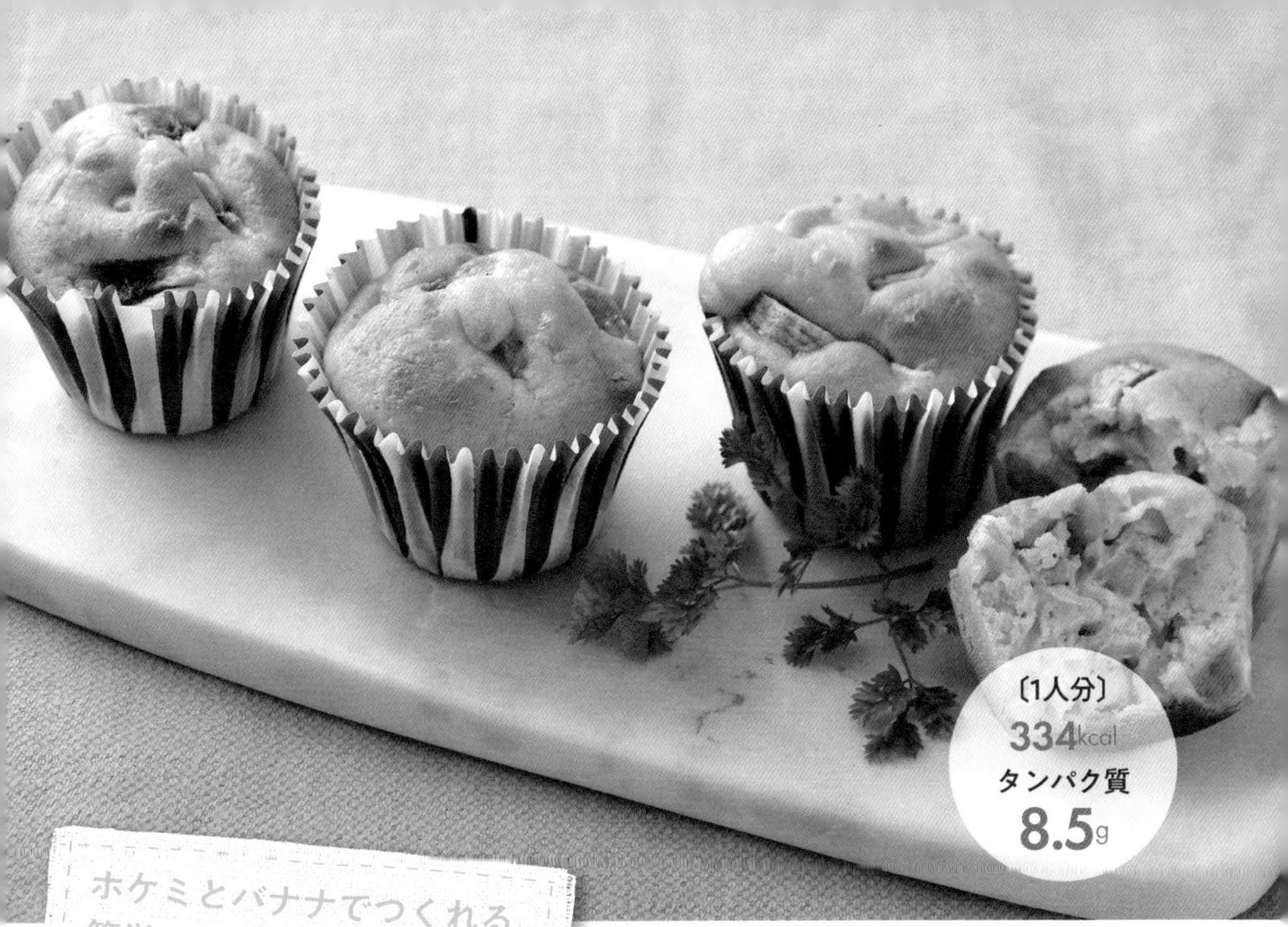

ホケミとバナナでつくれる
簡単マフィン

バナナマフィン

材料（２人分）

ホットケーキミックス…100g
バナナ…１本
卵…１個
糀甘酒…80ml
サラダ油…小さじ１

作り方

1 オーブンを180℃に予熱する。バナナは１cm幅の半月切りにする。

2 ボウルに卵を割りほぐし、ホットケーキミックス、バナナ、糀甘酒、サラダ油を入れてさっくりと混ぜ合わせる。

3 耐熱カップの８分目ぐらいまで２を入れ、オーブンで約20分焼く。

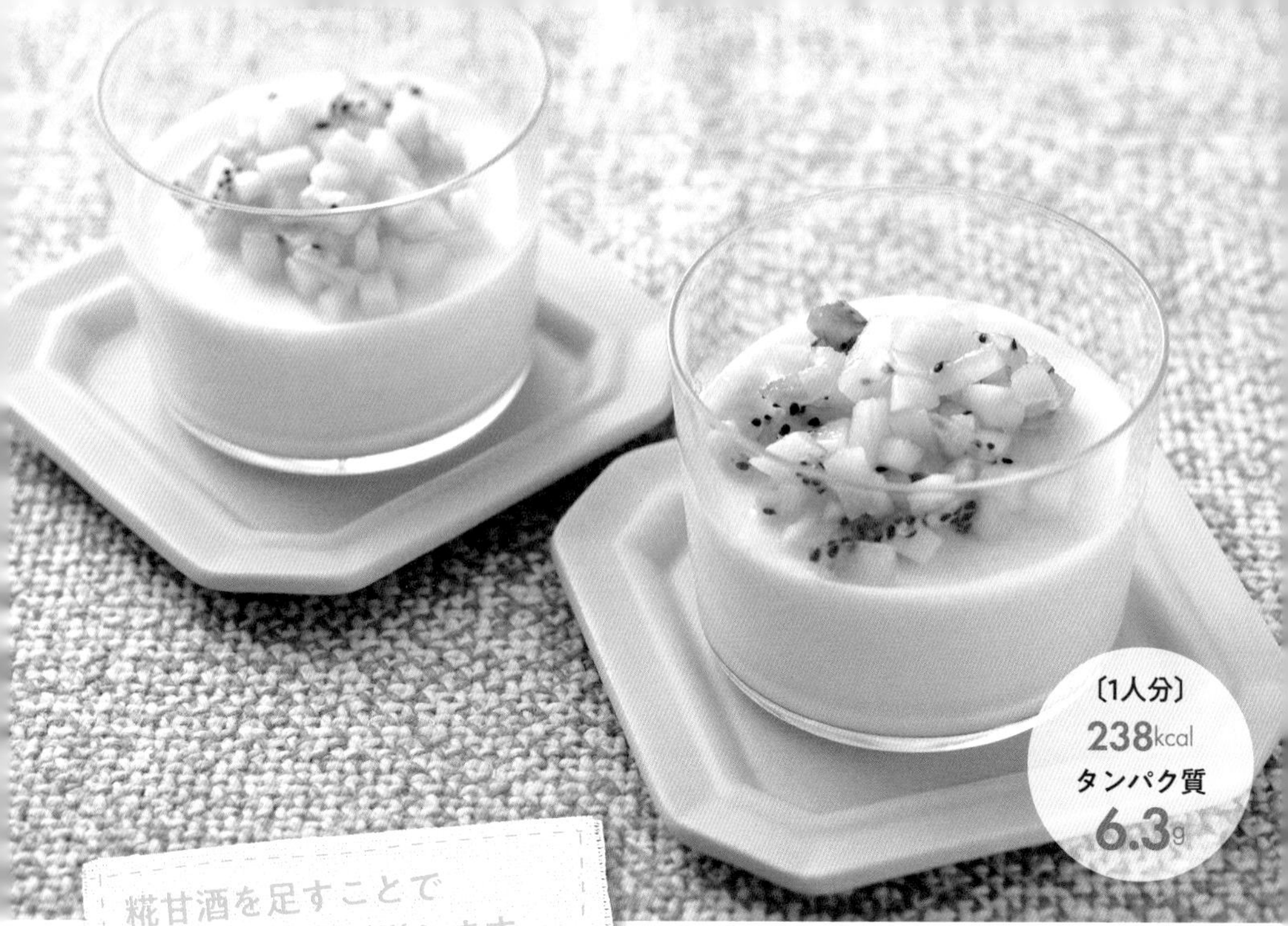

糀甘酒を足すことで
チーズのコクが増します

レアチーズケーキ

材料（カップ2個分）

クリームチーズ…100g
糀甘酒…100ml
レモン汁…小さじ1
キウイ…1/2個
粉ゼラチン…3g
水…大さじ1

作り方

1 粉ゼラチンは水でふやかしておく。

2 クリームチーズは常温に戻し、泡立て器で滑らかになるまで混ぜ、糀甘酒とレモン汁を加えて混ぜ合わせる。

3 1を電子レンジで20秒加熱して溶かし、素早く2に混ぜる。器ふたつに分けて入れ、冷蔵庫で30分以上冷やし固める。

4 角切りにしたキウイを3にのせる。

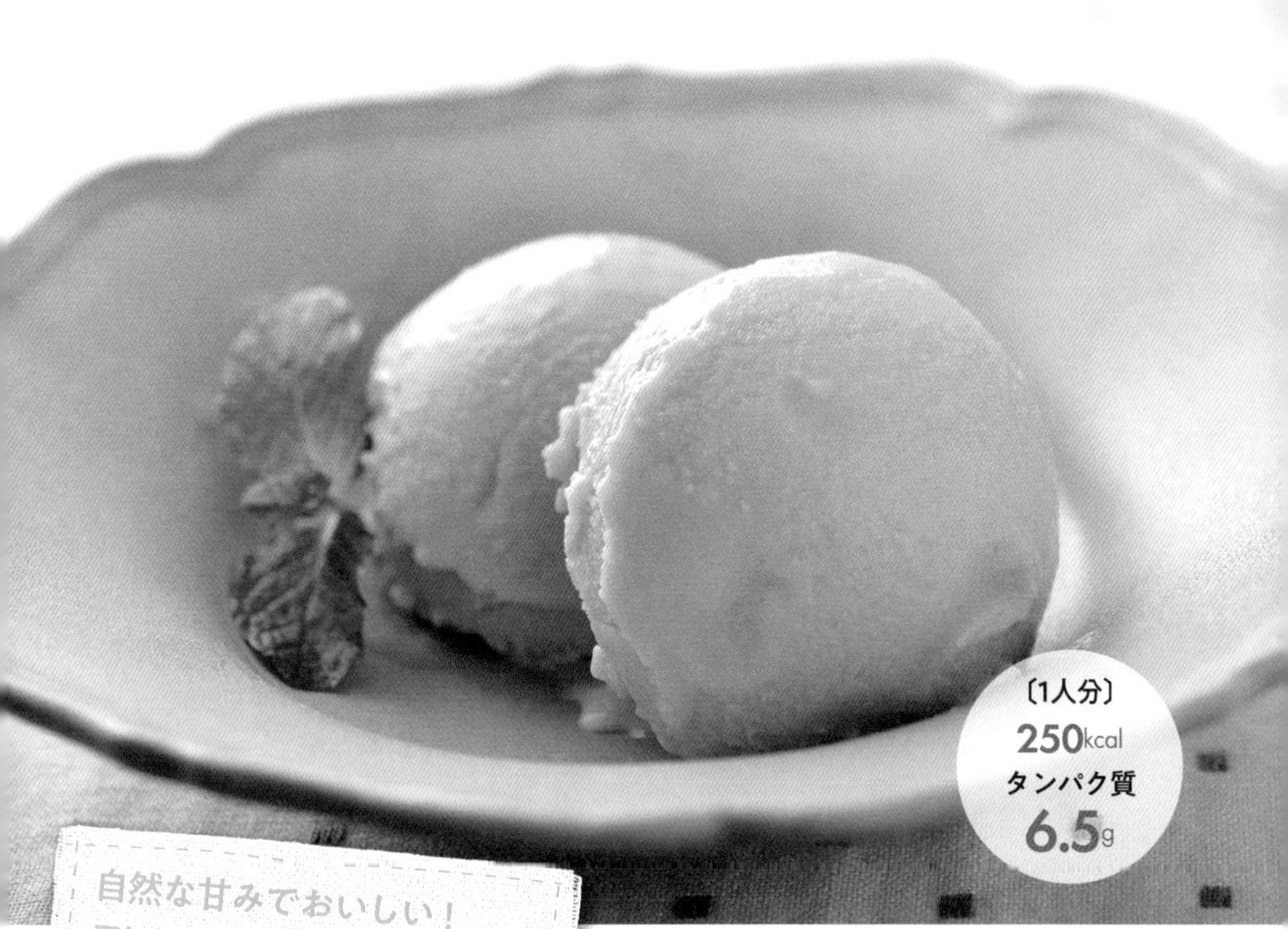

自然な甘みでおいしい！
フレンチトーストにのせても◎

糀甘酒アイス

材料（2人分）

卵黄…3個分
糀甘酒…300ml
バニラエッセンス…少々
ミント…適量

作り方

1 鍋に卵黄と糀甘酒を入れ、弱火で熱し、木べらで混ぜながら温める。とろみが少しついてきたら火からおろし、バニラエッセンスを加えて混ぜる。

2 1をステンレス製のボウルに入れ、粗熱がとれたら冷凍庫に入れて30分以上冷やし固める。

3 冷凍庫からとり出し、泡立て器で空気を含ませるようによく混ぜて、再度冷凍庫に入れる。1時間冷やしたらまたとり出し、泡立て器でよく混ぜてさらに1時間冷やし固める。

4 器に盛り、ミントを添える。

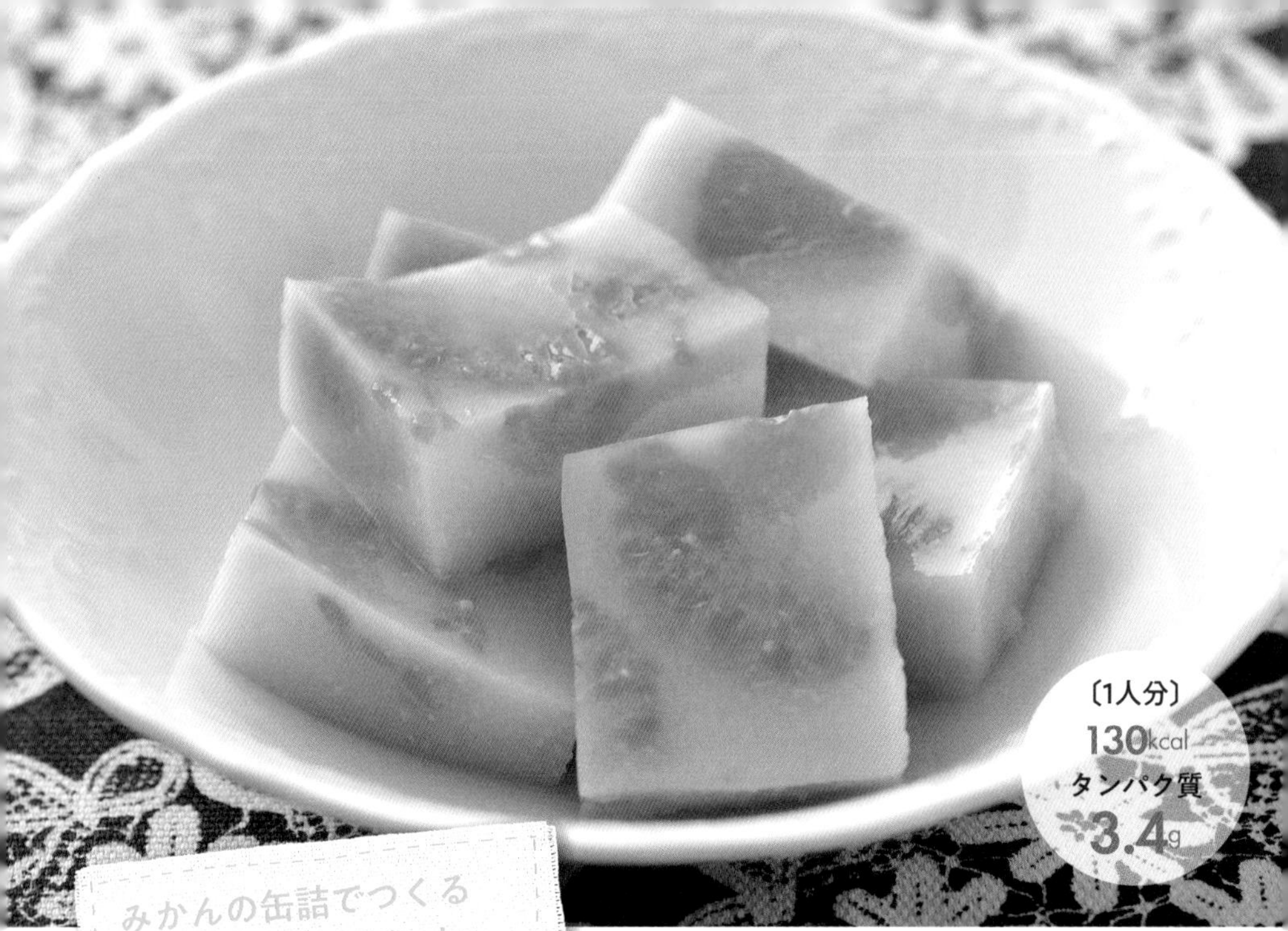

みかんの缶詰でつくる
夏に食べたいデザート

みかんと糀甘酒のゼリー

材料（13.5cm×９cmのバット１個分）

みかん缶…小１缶(100g)
糀甘酒…180ml
粉ゼラチン…４g
水…大さじ２

作り方

1. 粉ゼラチンは水でふやかしておく。
2. 1を電子レンジで20秒加熱して溶かし、糀甘酒を加えて素早く混ぜる。
3. バットにラップを敷き、みかんを入れて２を流し入れ、冷蔵庫で１時間冷やし固める。
4. 冷蔵庫からとり出し、ラップを引っ張って型からはずし、一口大に切る。

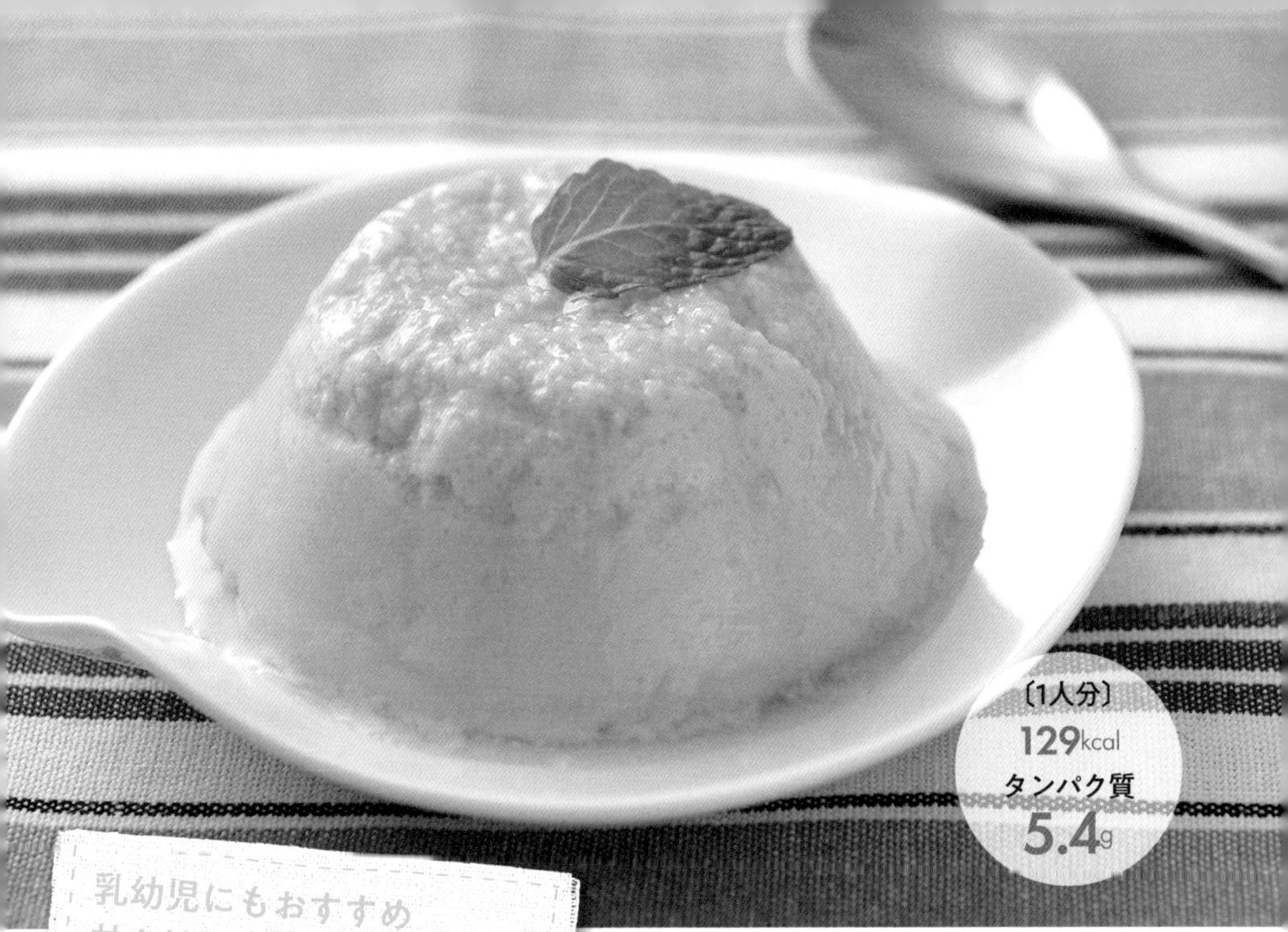

〔1人分〕
129kcal
タンパク質
5.4g

乳幼児にもおすすめ
甘さ控えめの和風プリン

なめらか豆乳プリン

材料（プリンカップ2個分）

卵…１個
糀甘酒…150ml
豆乳…50ml
メープルシロップ、ミント(好みで)…各適量

作り方

1 ボウルに卵を割りほぐし、糀甘酒と豆乳を加えて混ぜ合わせる。

2 ザルでこして耐熱カップに入れ、蒸し器で15分ほど蒸す。粗熱がとれたら冷蔵庫で冷やす。

3 ２のカップを逆さまにして器に移し、好みでメープルシロップとミントを添える。

Point

砂糖を使わないので、プリン液もなめらかに仕上がります。やや固まりづらいので、固まったことをしっかりと確認してからお皿に移すようにしましょう。

糀甘酒の生チョコ

材料（14cm×11cmのバット１個分）

ビターチョコレート…100g

糀甘酒…50ml

ココアパウダー…小さじ４

作り方

1 チョコレートは細かく刻み、ボウルに入れる。

2 小鍋に糀甘酒を入れて沸騰直前まで温め、１のボウルに流し入れ、なめらかになるまで混ぜ合わせる。

3 バットにラップを敷き、１を流し入れて冷蔵庫で冷やし固める。ラップを引っ張って型からはずし、一口大に切って、ココアパウダーをまぶす。

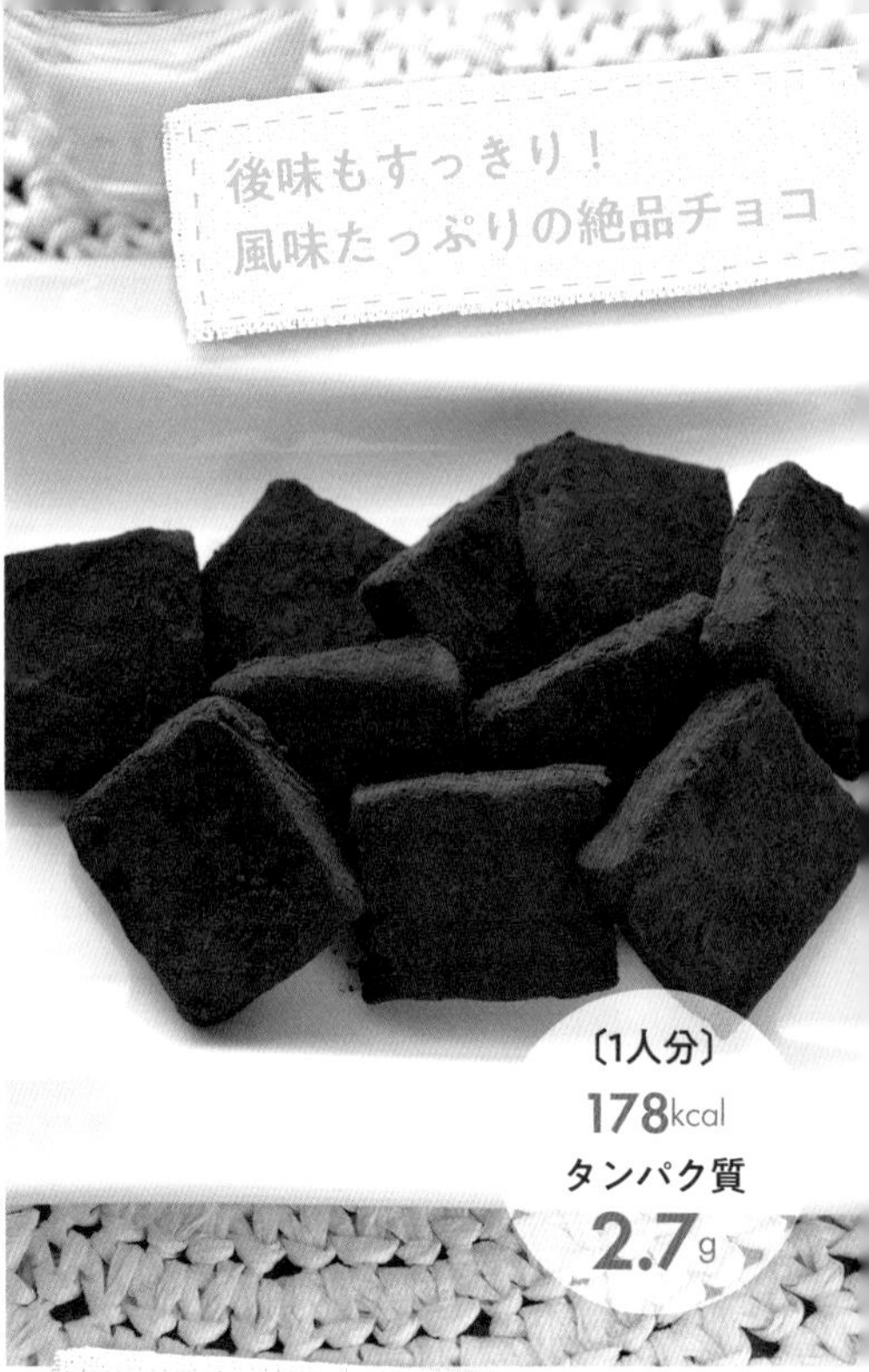
後味もすっきり！
風味たっぷりの絶品チョコ
〔1人分〕
178kcal
タンパク質
2.7g

白玉だんご あんみつ

材料（２人分）

Ⓐ 白玉粉…50g
糀甘酒…50ml

あんこ…60g

好みのフルーツ（パイン、オレンジなど）…各適量

糀甘酒…160ml

作り方

1 Ⓐを混ぜ合わせ、一口大に丸めて中央をくぼませる。たっぷりの湯でゆで、白玉が浮いてきたら冷水にとる。

2 器に１の白玉、あんこ、好みのフルーツを盛り、糀甘酒をかける。

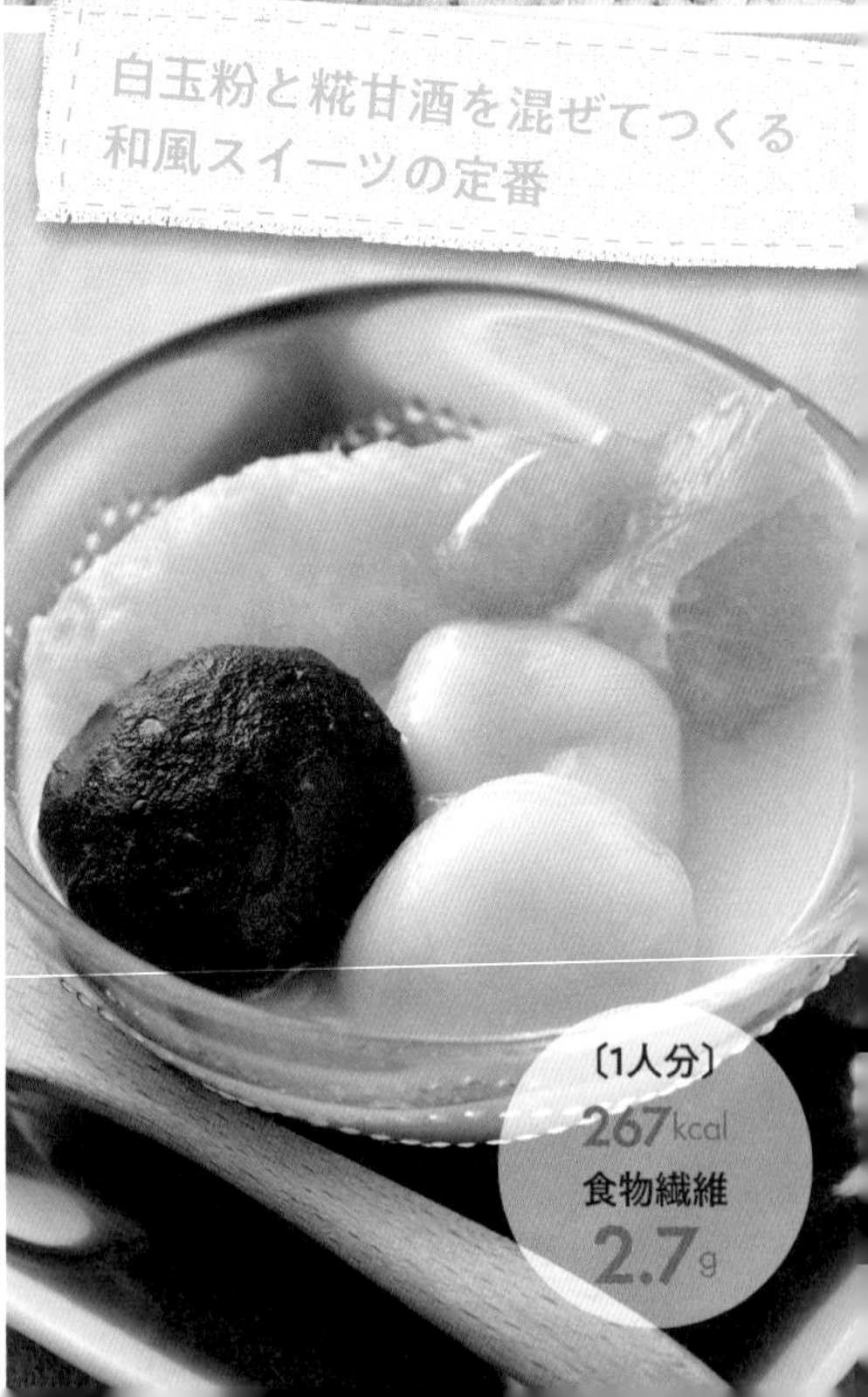
白玉粉と糀甘酒を混ぜてつくる
和風スイーツの定番
〔1人分〕
267kcal
食物繊維
2.7g

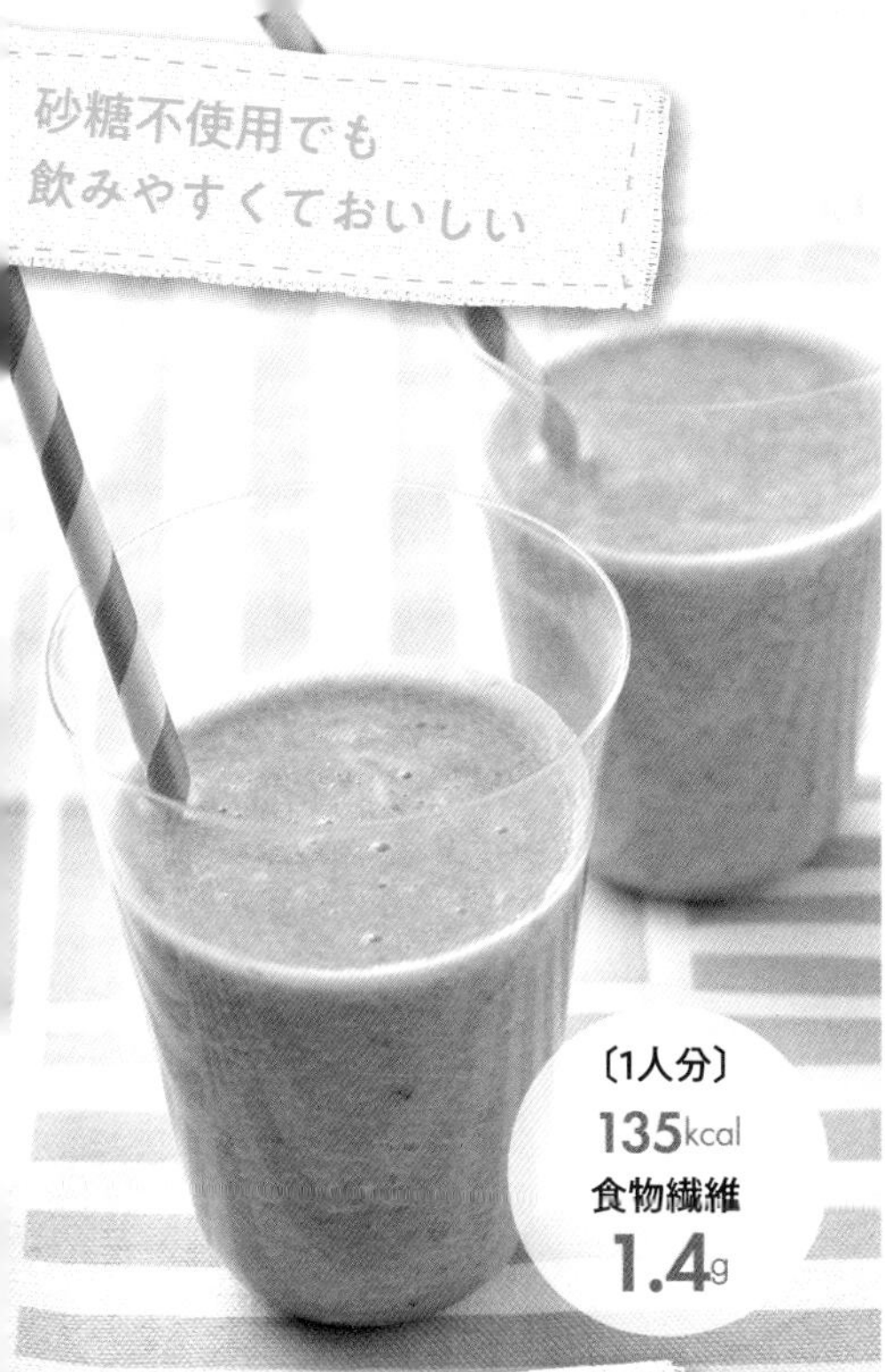
砂糖不使用でも
飲みやすくておいしい
〔1人分〕
135kcal
食物繊維
1.4g

いちごのスムージー

材料（２人分）

いちご（冷凍でもOK）…200g

糀甘酒…200ml

作り方

1 ミキサーにいちごと糀甘酒を入れて攪拌する。

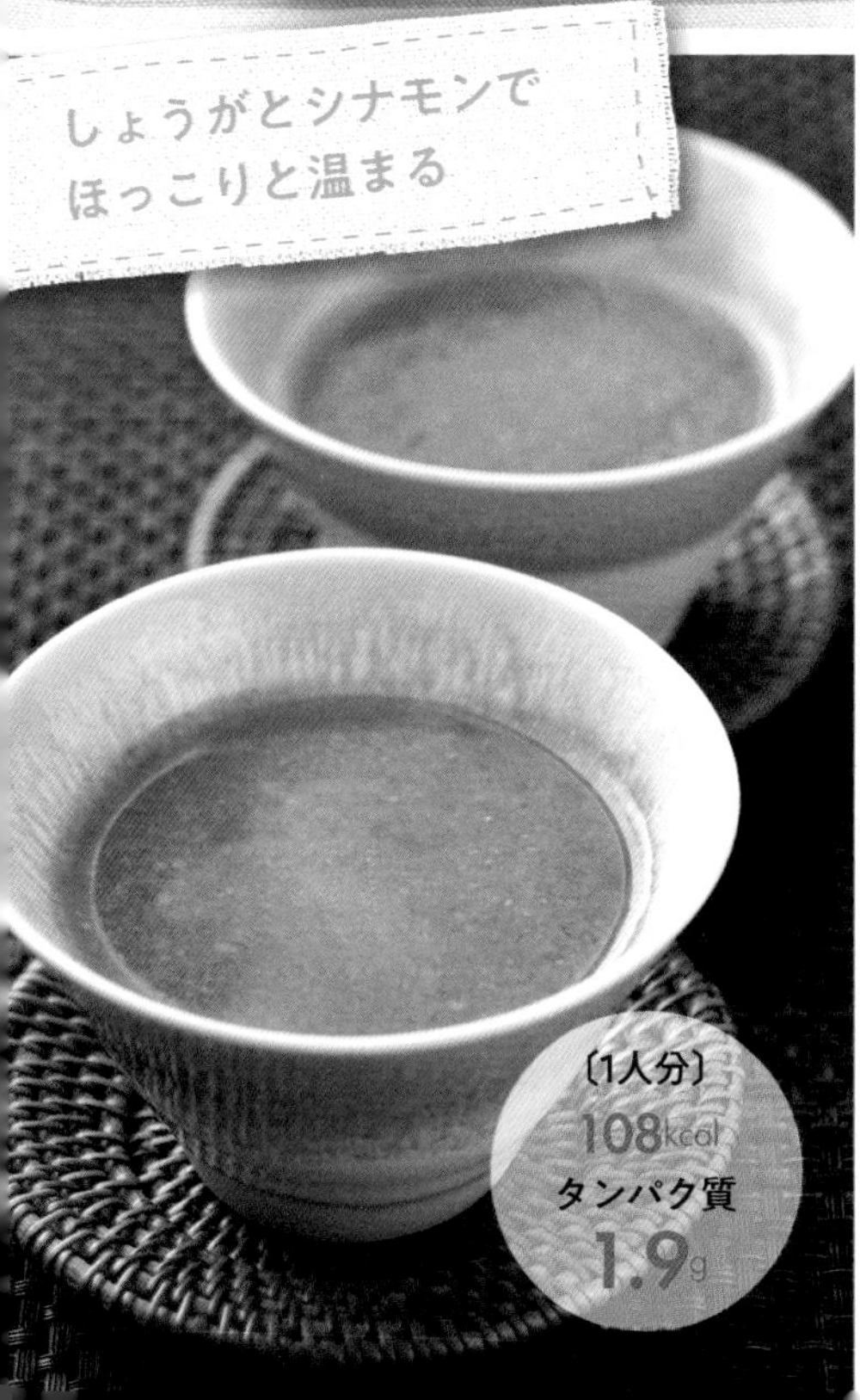
しょうがとシナモンで
ほっこりと温まる
〔1人分〕
108kcal
タンパク質
1.9g

糀甘酒チャイ

材料（２人分）

糀甘酒…200ml

水…200ml

しょうが（薄切り）…２枚

紅茶（茶葉）…４g

シナモンパウダー…少々

作り方

1 小鍋に糀甘酒、水、しょうが、紅茶の茶葉、シナモンパウダーを入れて中火で熱し、煮立ったら弱火にして１分ほど煮る。

2 1を茶こしでこす。

＼食習慣でさらに健康に！／

免疫力がアップするお弁当

「糀甘酒」レシピをお弁当箱に詰めれば、
外出先でも栄養満点のお弁当が食べられます。
朝・昼・晩の「糀甘酒」生活を続けてみましょう。

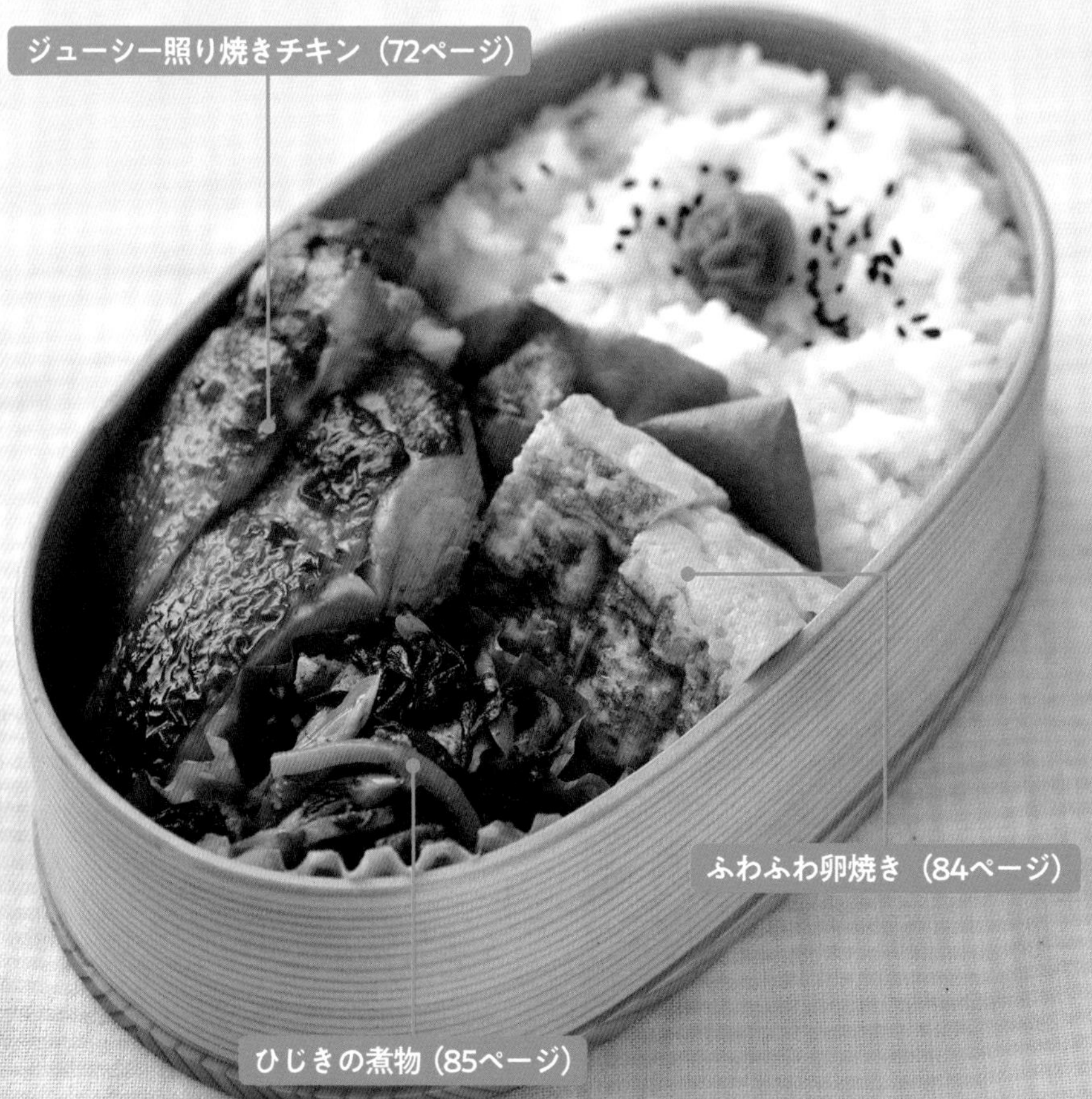
ジューシー照り焼きチキン（72ページ）
ふわふわ卵焼き（84ページ）
ひじきの煮物（85ページ）

照り焼きチキン弁当

Point

糀甘酒を使った照り焼きチキンは、時間がたってもやわらかいまま、おいしくいただけます。ミネラルたっぷりのひじきの煮物で栄養もしっかり摂れ、卵焼きで色味も鮮やかに。

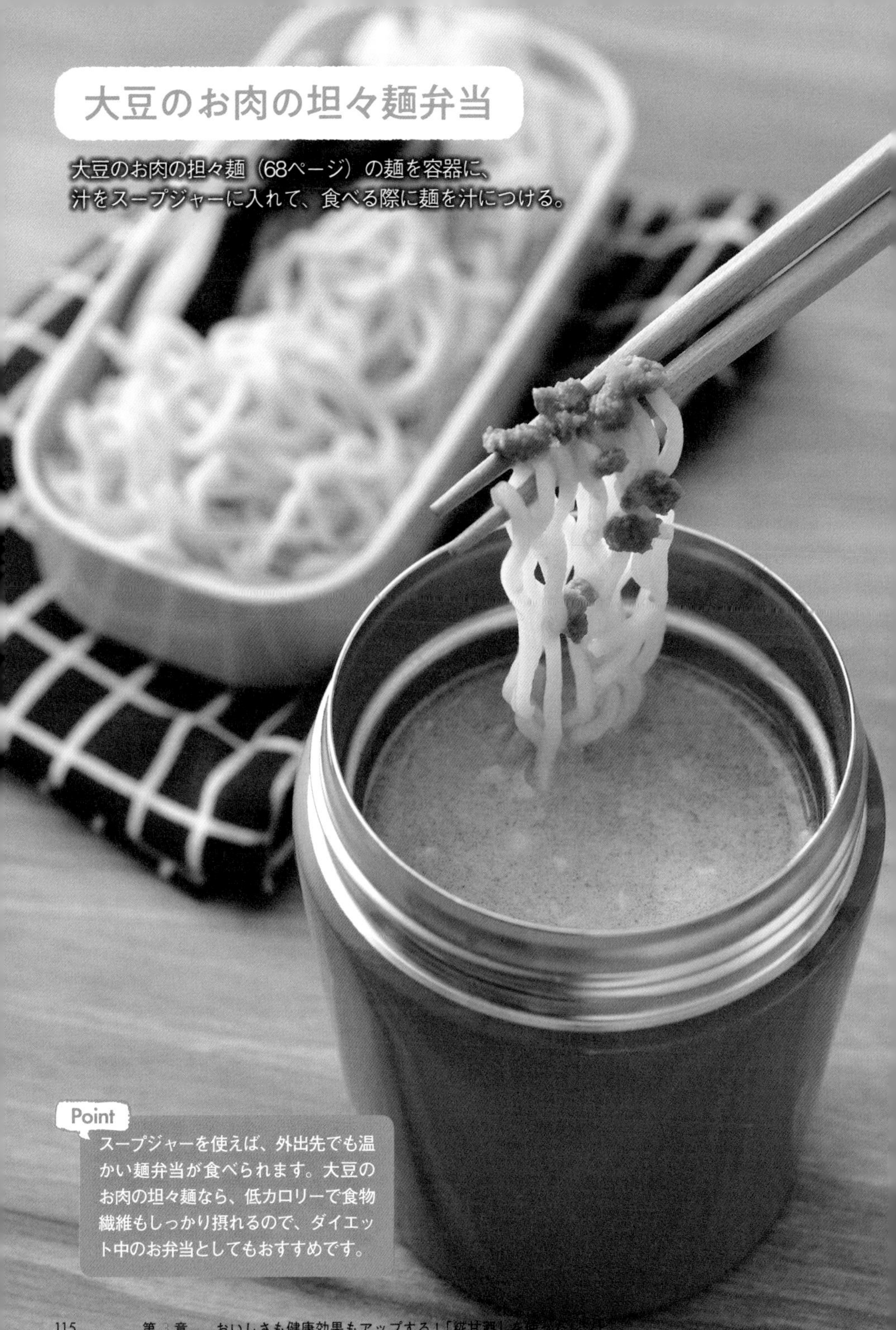

大豆のお肉の坦々麺弁当

大豆のお肉の担々麺（68ページ）の麺を容器に、
汁をスープジャーに入れて、食べる際に麺を汁につける。

Point

スープジャーを使えば、外出先でも温かい麺弁当が食べられます。大豆のお肉の坦々麺なら、低カロリーで食物繊維もしっかり摂れるので、ダイエット中のお弁当としてもおすすめです。

そのまま飲んでも、
お料理に使っても
OK！

いますぐ始めよう！「糀甘酒」生活

今すぐに「糀甘酒」を試してみたいと思った方に、手っ取り早く始められる、
砂糖不使用の「糀甘酒」商品をご紹介します。
飲み物としても調味料としても使える「糀甘酒」、
さっそく毎日の生活に役立ててみましょう。

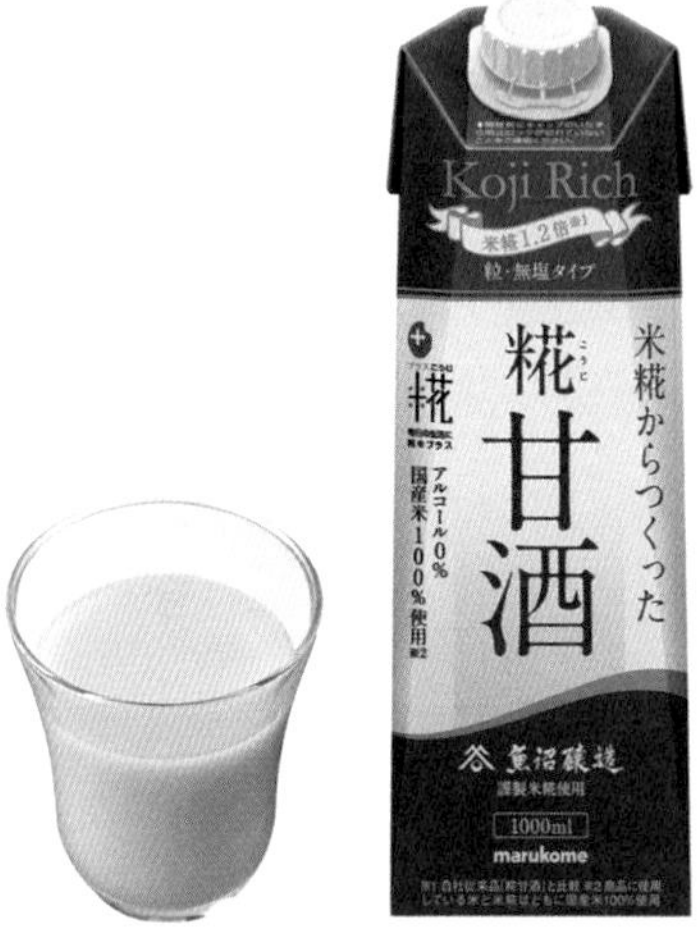

プラス糀 糀甘酒 LL 糀リッチ粒

砂糖代わりの発酵甘味料として料理やスイーツに使えるだけでなく、そのまま飲んでも米糀の粒食感を味わえるおいしい一品です。

（本書籍のレシピの糀甘酒はすべて、「プラス糀 糀甘酒 LL 糀リッチ粒 1000ml」を使用しています）

1000ml　発売元：マルコメ

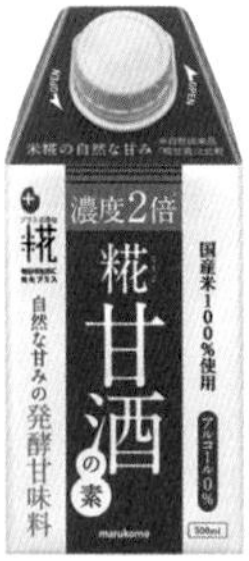

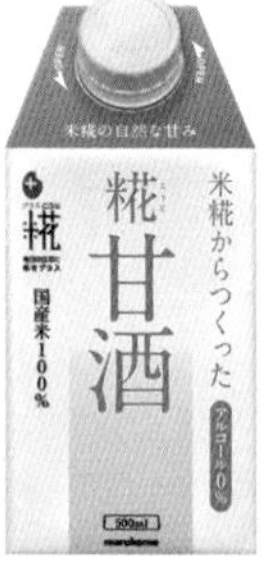

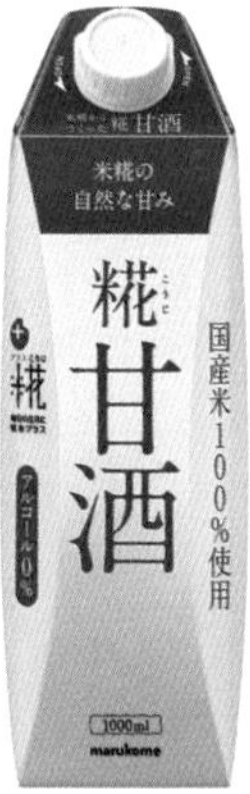

プラス糀 糀甘酒の素

マルコメのストレートタイプと比べて濃度が約２倍あるため、発酵甘味料として料理にも使いやすい無塩タイプです。

500ml　発売元：マルコメ

プラス糀 糀甘酒 LL 500ml

ストレートタイプの糀甘酒。パッケージの色味も女性に人気、微量の食塩が熱中症対策にもおすすめです。

500ml　発売元：マルコメ

プラス糀 糀甘酒 LL 1000ml

ストレートタイプの糀甘酒。細い容器は冷蔵庫にも置きやすく、微量の食塩が熱中症対策にもおすすめです。

1000ml　発売元：マルコメ

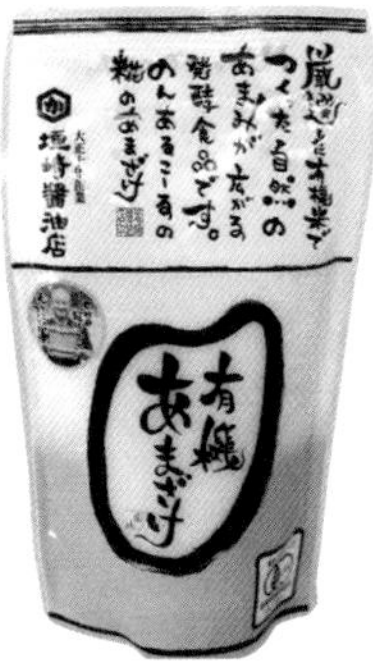

有機あまざけ

島根県産の有機米を原料につくられた糀甘酒。ペースト状の濃縮タイプなので、粒が気になる人にもおすすめ。

250g　発売元：垣崎醤油店

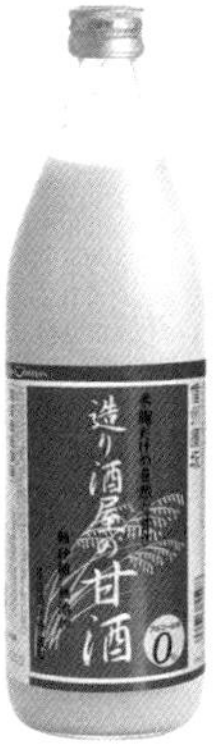

造り酒屋の甘酒

「ベストお取り寄せ大賞」の受賞歴もある、信州の老舗蔵元の人気甘酒。

900ml　発売元：遠藤酒造場

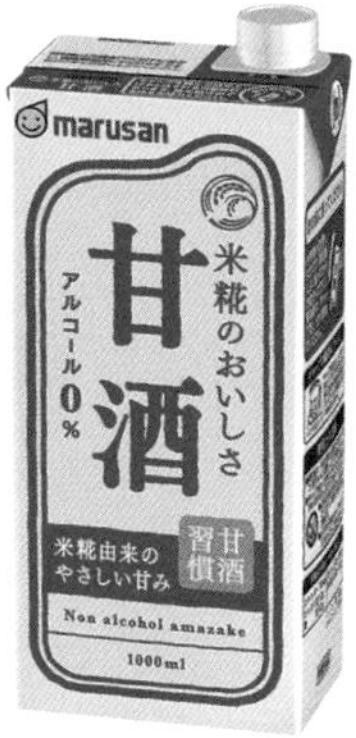

米糀のおいしさ甘酒

砂糖を添加していない、米と米糀が醸し出す甘みですっきりとした後味。200ml 入りもあります。

1000ml　発売元：マルサンアイ

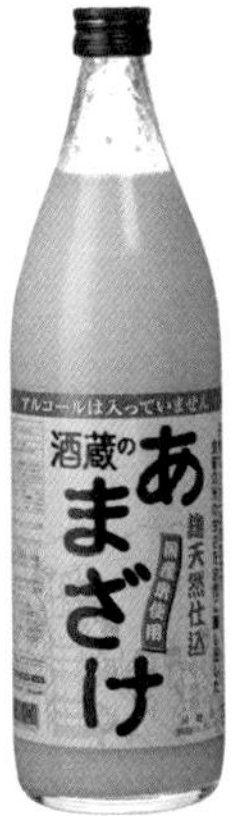

酒蔵のあまざけ

地元・九州の水と米を使った糀の甘酒。「プロフェッショナルが選ぶ最高の一品」の甘酒ランキングで1位に選ばれたことも。

900ml　発売元：ぶんご銘醸

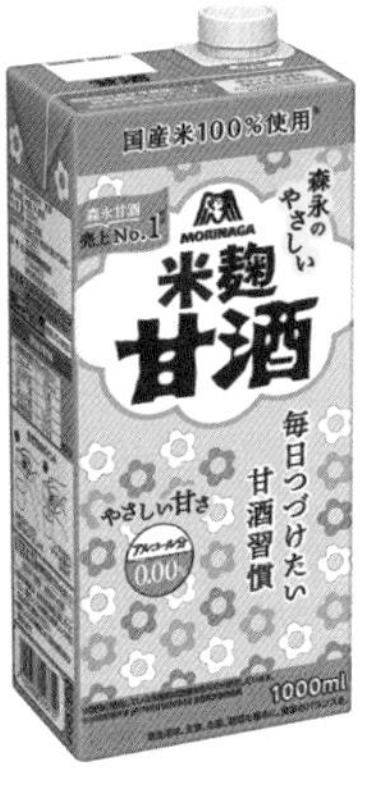

森永のやさしい米麹甘酒

さらりとやさしい甘さがうれしい米糀甘酒。125ml 入りの飲みきりサイズにはコラーゲン入りのものも。

1000ml　発売元：森永製菓

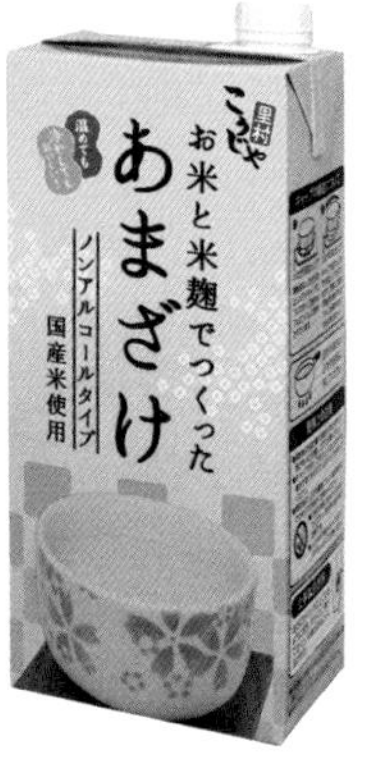

お米と米麹でつくったあまざけ

米麹の専門メーカーによる澄みきった味わいの麹甘酒。125ml 入りの飲みきりタイプもあります。

1000ml　発売元：コーセーフーズ

Column

なぜ、私は「糀甘酒」に魅了されたのか ❸

「糀甘酒」を生活にとり入れ、愛飲している方たちが語る、「糀甘酒」の魅力と、実感された効果を紹介します！

「糀甘酒」に救われた！

熱中症に悩み、娘夫婦より頂いた「糀甘酒」で命拾いしました。食欲も気力もなくただだるさのみの毎日。喉をうるおす「糀甘酒」でどんなにか勇気づけられた事でしょう。甘さ控え目も非常によいですね。(65歳 男性)

お茶会の手土産に！

最近はまっております。お茶会にも持参して、皆様に喜ばれております。何よりあっさりしているので、手土産に私はこれを持参しますが、本当に皆様に喜ばれて鼻高々です。大変元気です。元気の素です。(62歳 女性)

皮膚のかゆみがおさまった！

冬の乾燥でかゆくなり、眠れなくなりました。そんなとき、テレビで見た甘酒特集で肌が潤う効果があると知りました。飲みはじめて1週間でかゆみがおさまり、皮膚がすべすべに！もう手放せません！(37歳 女性)

第4章

あなたの素朴な疑問に
お答えします

「糀甘酒」
Q＆A

「1日にどれくらい飲めばいいの？」

「子供でも大丈夫？」など、

「糀甘酒」にまつわる疑問の数々を解消します。

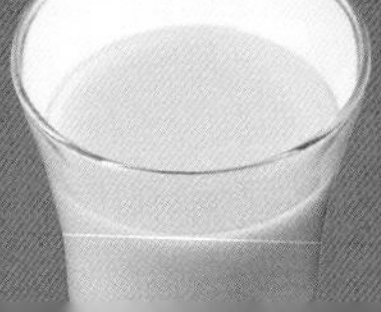

＼もっと詳しく知りたい！／

「糀甘酒」健康生活のコツQ&A

Q 01

1日何杯も飲んでもいいですか？

A 「過ぎたるは、なお及ばざるが如し」という格言があるように、体に良いものでも、摂り過ぎはよくありません。目安としては、そのまま飲まれる場合は1日1杯程度。ただ、砂糖代わりにレシピにとり入れる場合は、食べ過ぎだけに気を付けていただければ、それほど摂り過ぎに気を付ける必要はないでしょう。

Q 02

いま妊娠中ですが、飲んでもいいですか？

A かかりつけの医師とご相談の上、問題がなければ、積極的にとり入れてください。「糀甘酒」に含まれる葉酸は、妊婦さんに必要なビタミンとしても有名。さらに、胎児の先天異常を予防する働きがあるとされています。健康な赤ちゃんを産むために、「糀甘酒」を普段の食事にとり入れてみてください。

Q 03

「糀甘酒」と「麹（麴）甘酒」はどう違うのですか？

A 「麹」は中国からきたときには麦を使っていたことから、この字が当てられたそうです。一方、「糀」は日本の漢字で、米に花が咲くように見える様から、この漢字が当てられたと聞いています。どちらも米こうじから作られた甘酒ですが、日本では海外とこうじ菌の扱い方が違います。日本ではこうじ菌は古来から大事に受け継がれてきており、「国菌」に定めるほど日本人の生活に根付いています。本書も中国由来の漢字ではなく、日本の国菌を使った甘酒という意味も込めて「糀甘酒」を使っています。

Q 04 いつ飲むのが体に一番いいですか？

A いつでもいいです。この時間に飲まないといけない、という感情に縛られるとストレスになります。また、「糀甘酒」を継続的に摂り続けることがもっとも大切ですので、好きなときに、気軽に「糀甘酒」を飲んで、調味料代わりに使って、楽しんでください。

Q 05 「糀甘酒」と「酒粕甘酒」の違いは何ですか？

A 決定的な違いはアルコールが含まれているか、いないかです。酒という言葉が名称に入っているので誤解されがちなのですが、本書で扱っている「糀甘酒」はアルコール0％。一切アルコールが入っていないので、お子様でも、お酒が苦手な人でも安心して飲めます。対して「酒粕甘酒」は、日本酒を製造する過程で発生する酒粕を、水で溶き砂糖を加えて甘みを付けたもの。そのためアルコールや酒の風味が残っています。

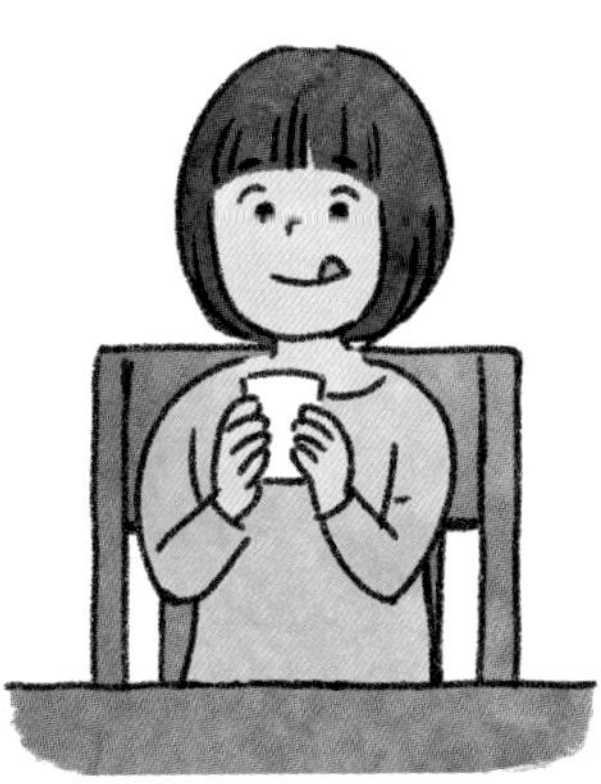

Q 06 糀甘酒が苦手な人でも取り入れられる方法は？

A 濃い味が苦手、という場合は、水で薄めて試してみてください。また、本書では砂糖代わりに「糀甘酒」を使う方法を紹介することで、日常に「糀甘酒」をとり入れやすくしています。そのまま飲むのが苦手、という方は、砂糖を使用する料理に「糀甘酒」を使ってみてください。

Q 07 「糀甘酒」は自宅でも作ることができますか？

A 米こうじとお米さえ用意すれば、炊飯器でも作ることができます。もっと本格的に自宅で楽しみたい方にむけて、ヨーグルトメーカーや、「糀甘酒」専用メーカーも発売されています。

Q 08 最適な保存方法を教えてください。

A 市販の「糀甘酒」であれば、未開封の場合、常温でも保存できますが、冷蔵庫での保存をおすすめします（メーカーによって異なる場合があります）。開封後、数日で使い切るようなら冷蔵庫で保存。少しずつ使っていくようであれば、冷凍保存しましょう。手作りの「糀甘酒」の場合は、冷凍保存すると1カ月程度はもちます。製氷皿などで小分けにしておくと、砂糖代わりに調味料として使う場合に便利です。

Q 09 赤ちゃんに飲ませても大丈夫でしょうか？

A かかりつけの医師とご相談の上、おやつ代わりに、少し水で薄めて飲ませるのがいいでしょう。飲ませるときは必ず、アルコール不使用の「糀甘酒」を選ぶようにしてください。また、赤ちゃんだけでなく、栄養満点の「糀甘酒」は、子育てをするお母さんの強い味方になってくれます。お子さんと一緒に日々の暮らしにとり入れてみてください。

Q 10 未成年が飲んだら法律違反になりますか？

A 本書でご紹介している「糀甘酒」はアルコール0％。〝酒〟と付いてしまっているので、誤解されやすいですが、アルコールは含まれていないので、未成年の方が飲んでも、当然問題ありません。一方、「酒粕甘酒」にはアルコールが含まれています。法律上、1％を超えるとお酒として扱われ、未成年の方が飲むと法律違反となりますが、「酒粕甘酒」のアルコール度数は1％未満。「酒粕甘酒」に関しても、未成年の方が摂取しても法律違反とはなりません。ただ、飲み過ぎには気を付けましょう。

Q 11 神社で甘酒が配られるのはなぜでしょうか？

A 甘酒の起源と言われている「天甜《あまのたむ》酒《ざけ》」。『日本書紀』には、神社で執り行われた新嘗祭《にいなめさい》で、神様にお供えしたと書かれています。そのことからも、神社と深いかかわりのある甘酒を、現代においても、参拝者に振る舞う伝統が受け継がれているのではないでしょうか。

Q 12
こうじ菌ってどうやって生まれたのですか？

A 甘酒に使われるこうじ菌の学名はA・オリゼー。「米に生えるカビ」という意味です。私たち日本人の祖先が、発酵食品に都合の良い株を選抜・育種してきたもの、という説が有力です。微生物の純粋培養は、ドイツの細菌学者ロベルト・コッホが１８７０年代に培養法を考案したのが元祖とされていますが、その５００年前の顕微鏡もない時代に、日本でこうじ菌の事実上の純粋培養と商業化が達成されていたことは、日本人の技術力の高さを感じざるを得ません。なお、現在でも、純粋培養の方法は秘伝の技とされ、その技を受け継ぐ種こうじ屋が、全国の発酵食品メーカーや酒造家にこうじを供給しています。

Q 13
粒ありと粒なしの違いはなんですか？

A お米をつぶしているか、つぶしていないか、だけの違いで、栄養面に違いはありません。昔ながらの粒感のある糀甘酒がお好きな方であれば粒ありを、甘酒がちょっと苦手、という方であれば飲みやすい粒なしを選んで使う、くらいの基準でご使用いただければと思います。

Q 14
甘酒の起源について教えてください。

A 甘酒の起源については、一説には今から約１３００年前に書かれた歴史書『日本書紀』に登場する「天甜酒」が甘酒の起源ではないか、とされています。また、奈良時代には、こうじを使った酒造りをしていた記録が、全国各地の風土記に残されています。江戸時代になると、夏場に天秤棒を担いで甘酒を売り歩く甘酒売りの姿が、〝夏の風物詩〟として様々な文献に記されています。

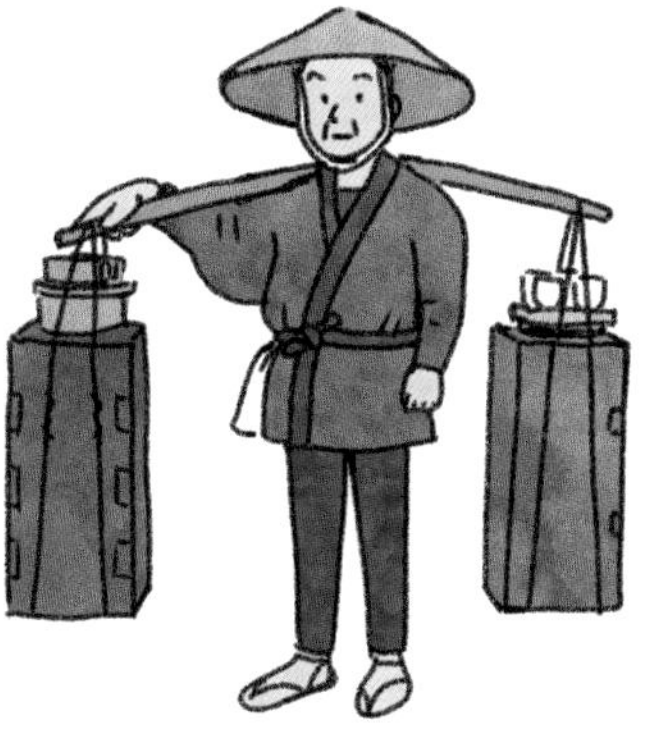

おわりに

おいしくて、使いやすくて、健康的。いいことずくめの糀甘酒生活

本書では、東京農業大学の前橋健二先生のこうじ研究にまつわる視点をもとに、私のほうで「糀甘酒」を使ったレシピを考案いたしました。

数年前から「糀甘酒」を使ったレシピの開発に仕事で関わるようになり、「糀甘酒」の健康効果は以前より感じていましたが、本書でレシピを考案、調理するにあたり、改めて「糀甘酒」を料理にとり入れることの素晴らしさを実感しました。

まずは調理面において。

「糀甘酒」は液体なので、ほかの調味料とも合わせやすく、食材ともうまく絡んでくれるので、味付けもバシッと決まります。

さらに、料理に「糀甘酒」を使うと、お肉やお魚がしっとりとやわらかくなります。

「糀甘酒」に含まれる糖の保湿効果で肉や魚の水分が閉じ込められ、やわらかく仕上がるのです。さらに手作りの「糀甘酒」を使用すれば、こうじに含まれるプロテアーゼの働きによりタンパク質がアミノ酸に分解され、**よりやわらかくなり、うまみも増します**。

それから砂糖の代わりに「糀甘酒」を使用することで、素材そのものの味を生かすことができます。砂糖は味が強いので、お料理によっては甘みが前面に出てしまうこともありますが、「糀甘酒」は素材そのものの味を引き出してくれるので、甘みよりもうまみを感じられるようになります。**だしを使わなくても、お料理がおいしくなる**のです。

私自身、子育て中ということもあり、「食事」と「健康」のつながりを意識しながら、日々、家族のご飯を作っていますが、**砂糖を「糀甘酒」に代えるだけで家族の健康を守れる**のなら、これほど簡単で効果的なことはありません。

おいしくて健康になる、いいことずくめの「糀甘酒」レシピ。

ご自身やご家族の健康のために、ぜひみなさんも始めてみてはいかがでしょうか。

あまこようこ

著者プロフィール

前橋健二（まえはし・けんじ）

東京農業大学応用生物科学部醸造科学科教授。日本の調味料研究の第一人者。

1969年生まれ、長野県出身。1998年、東京農業大学大学院農学研究科博士後期課程単位取得満期退学。博士（農芸化学）。同大学応用生物科学部醸造科学科助手、講師、准教授を経て、2016年より現職。2003年には米国モネル化学感覚研究所にて味覚遺伝子の研究に従事。発酵における微生物と成分変化、発酵調味料、味の解析や味覚のしくみなど、「発酵」と「味」について、多方面から科学的アプローチを続けている。

「世界一受けたい授業」（日本テレビ系）をはじめとしたメディア出演も多数。

あまこようこ

料理研究家、フードコーディネーター。

大阪あべの辻調理師専門学校卒業後、洋菓子店などの勤務を経て家族とカフェを開店。料理研究家のアシスタントを務めたのち、独立。「料理は、人をつなぎ、驚きを与え、夢や希望も運んでくれる」を合言葉に、フードコーディネーターとして、テレビ、雑誌などを中心に活躍中。

著書に『冷凍フルーツのひんやりスイーツ』（主婦の友社）、『おかずケーキ』（オークラ出版）がある。

砂糖の代わりに
糀甘酒を
使うという提案

発行日　2020年8月1日　第1刷
発行日　2020年8月17日　第2刷

著者　前橋健二、あまこようこ

本書プロジェクトチーム
編集統括　柿内尚文
編集担当　大住兼正
編集協力　天野由衣子（コサエルワーク）、岡田大
デザイン　二ノ宮匡（nixinc）
写真　タカシミズ
取材協力　其田譲治、高橋誠、田代貴久
栄養計算　多和彩織
本文イラスト　植木勇
DTP　藤田ひかる（ユニオンワークス）
校正　東京出版サービスセンター

営業統括　丸山敏生
営業推進　増尾友裕、藤野茉友、綱脇愛、渋谷香、大原桂子、桐山敦子、矢部愛、寺内未来子
販売促進　池田孝一郎、石井耕平、熊切絵理、菊山清佳、櫻井恵子、吉村寿美子、矢橋寛子、遠藤真知子、森田真紀、大村かおり、高垣真美、高垣知子
プロモーション　山田美恵、林屋成一郎
講演・マネジメント事業　斎藤和佳、高間裕子、志水公美

編集　小林英史、舘瑞恵、栗田亘、村上芳子、菊地貴広
メディア開発　池田剛、中山景、中村悟志、長野太介、多湖元毅
総務　生越こずえ、名児耶美咲
管理部　八木宏之、早坂裕子、金井昭彦
マネジメント　坂下毅
発行人　高橋克佳

発行所　株式会社アスコム

〒105-0003
東京都港区西新橋2-23-1　3東洋海事ビル
編集部　TEL：03-5425-6627
営業部　TEL：03-5425-6626　FAX：03-5425-6770

印刷・製本　中央精版印刷株式会社

Printed in Japan ISBN 978-4-7762-1085-6